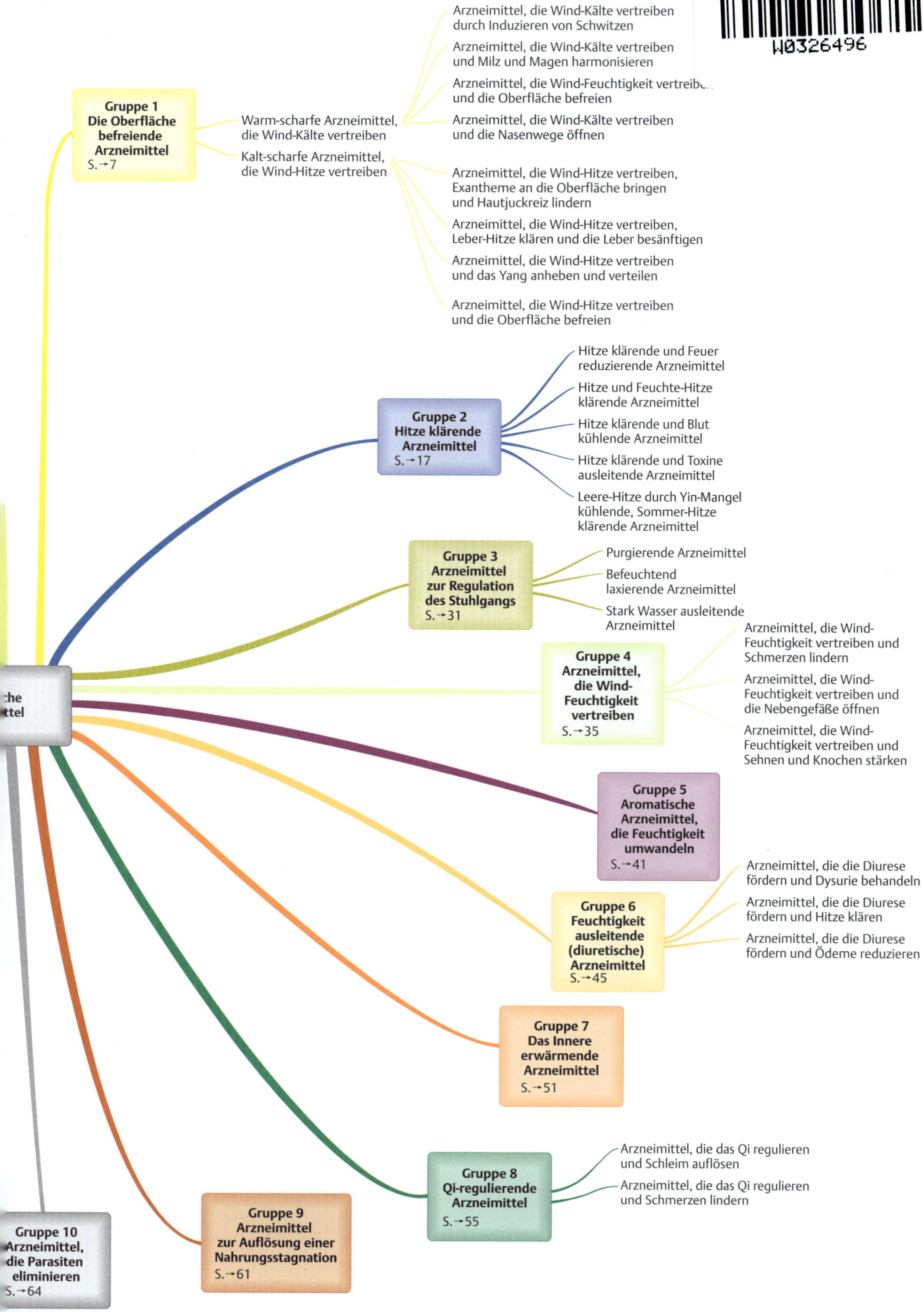
Gruppe 1
Die Oberfläche befreiende Arzneimittel
S. → 7
Warm-scharfe Arzneimittel, die Wind-Kälte vertreiben
Arzneimittel, die Wind-Kälte vertreiben durch Induzieren von Schwitzen
Arzneimittel, die Wind-Kälte vertreiben und Milz und Magen harmonisieren
Arzneimittel, die Wind-Feuchtigkeit vertreiben und die Oberfläche befreien
Arzneimittel, die Wind-Kälte vertreiben und die Nasenwege öffnen
Kalt-scharfe Arzneimittel, die Wind-Hitze vertreiben
Arzneimittel, die Wind-Hitze vertreiben, Exantheme an die Oberfläche bringen und Hautjuckreiz lindern
Arzneimittel, die Wind-Hitze vertreiben, Leber-Hitze klären und die Leber besänftigen
Arzneimittel, die Wind-Hitze vertreiben und das Yang anheben und verteilen
Arzneimittel, die Wind-Hitze vertreiben und die Oberfläche befreien
Gruppe 2
Hitze klärende Arzneimittel
S. → 17
Hitze klärende und Feuer reduzierende Arzneimittel
Hitze und Feuchte-Hitze klärende Arzneimittel
Hitze klärende und Blut kühlende Arzneimittel
Hitze klärende und Toxine ausleitende Arzneimittel
Leere-Hitze durch Yin-Mangel kühlende, Sommer-Hitze klärende Arzneimittel
Gruppe 3
Arzneimittel zur Regulation des Stuhlgangs
S. → 31
Purgierende Arzneimittel
Befeuchtend laxierende Arzneimittel
Stark Wasser ausleitende Arzneimittel
Gruppe 4
Arzneimittel, die Wind-Feuchtigkeit vertreiben
S. → 35
Arzneimittel, die Wind-Feuchtigkeit vertreiben und Schmerzen lindern
Arzneimittel, die Wind-Feuchtigkeit vertreiben und die Nebengefäße öffnen
Arzneimittel, die Wind-Feuchtigkeit vertreiben und Sehnen und Knochen stärken
Gruppe 5
Aromatische Arzneimittel, die Feuchtigkeit umwandeln
S. → 41
Gruppe 6
Feuchtigkeit ausleitende (diuretische) Arzneimittel
S. → 45
Arzneimittel, die die Diurese fördern und Dysurie behandeln
Arzneimittel, die die Diurese fördern und Hitze klären
Arzneimittel, die die Diurese fördern und Ödeme reduzieren
Gruppe 7
Das Innere erwärmende Arzneimittel
S. → 51
Gruppe 8
Qi-regulierende Arzneimittel
S. → 55
Arzneimittel, die das Qi regulieren und Schleim auflösen
Arzneimittel, die das Qi regulieren und Schmerzen lindern
Gruppe 9
Arzneimittel zur Auflösung einer Nahrungsstagnation
S. → 61
Gruppe 10
Arzneimittel, die Parasiten eliminieren
S. → 64

Hippokrates

Der Autor

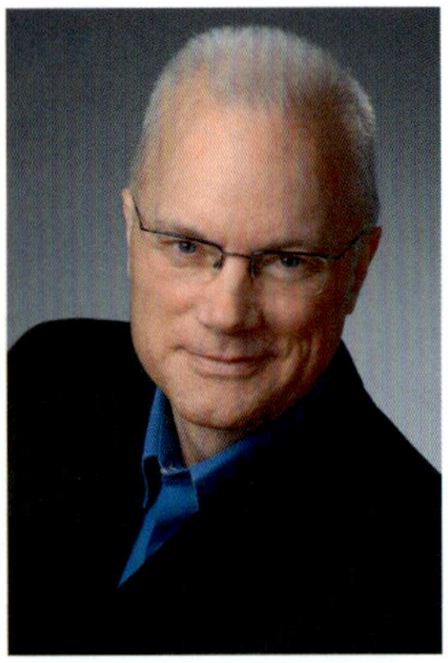

Dr. phil. Hartwig Lahrmann, geboren 1955. Philologisches Studium in Deutschland und Großbritannien. Seit 1983 Weiterbildung in Tai Ji Quan und Qigong bei deutschen und chinesischen Lehrern. Von 1991 an kontinuierliche Tätigkeit als Lehrer für Tai Ji Quan und Qigong.

2-jährige Qigong-Lehrerausbildung am Münchener Qigong-Institut Li (1994). Ausbildung zum Buqi-Therapeuten beim Buqi-Institut, Gent (Dr. Shen Hongxun). Studium der Kraniosakralen Osteopathie bei Dr. Benjamin Shield (USA). Fortbildungen in Traditioneller Chinesischer Medizin seit 1994.

Seit 1999 tätig als Heilpraktiker in eigener Praxis und Dozent für Chinesische Medizin. Autor für verschiedene Zeitschriften, u. a. *Der Heilpraktiker/Volksheilkunde*.

Übersetzer medizinischer Fachliteratur, u. a. *Nadelstichtechniken in der Akupunktur* (2005), *Chinesische Medizin in der Onkologie* (2006), *Abhandlung über Milz und Magen/Pi Wei Lun* (zusammen mit Dieter Geiss).

Mind-Maps®
Chinesische Arzneimittel

Hartwig Lahrmann

378 Abbildungen
62 Mind-Maps®
9 Tabellen

Hippokrates Verlag · Stuttgart

Bibliografische Information der Deutschen Nationalbibliothek

Die Deutsche Nationalbibliothek verzeichnet diese Publikation in der Deutschen Nationalbibliografie; detaillierte bibliografische Daten sind im Internet über http://dnb.d-nb.de abrufbar.

Anschrift des Autors:

Dr. phil. Hartwig Lahrmann
Wermelingstr. 22
48147 Münster

Wichtiger Hinweis: Wie jede Wissenschaft ist die Medizin ständigen Entwicklungen unterworfen. Forschung und klinische Erfahrung erweitern unsere Erkenntnisse, insbesondere was Behandlung und medikamentöse Therapie anbelangt. Soweit in diesem Werk eine Dosierung oder eine Applikation erwähnt wird, darf der Leser zwar darauf vertrauen, dass Autoren, Herausgeber und Verlag große Sorgfalt darauf verwandt haben, dass diese Angabe **dem Wissensstand bei Fertigstellung des Werkes** entspricht.

Für Angaben über Dosierungsanweisungen und Applikationsformen kann vom Verlag jedoch keine Gewähr übernommen werden. **Jeder Benutzer ist angehalten,** durch sorgfältige Prüfung der Beipackzettel der verwendeten Präparate und gegebenenfalls nach Konsultation eines Spezialisten festzustellen, ob die dort gegebene Empfehlung für Dosierung oder die Beachtung von Kontraindikationen gegenüber der Angabe in diesem Buch abweicht. Eine solche Prüfung ist besonders wichtig bei selten verwendeten Präparaten oder solchen, die neu auf den Markt gebracht worden sind. **Jede Dosierung oder Applikation erfolgt auf eigene Gefahr des Benutzers.** Autoren und Verlag appellieren an jeden Benutzer, ihm etwa auffallende Ungenauigkeiten dem Verlag mitzuteilen.

Unsere Homepage: www.hippokrates.de

Printed in Germany

Zeichnungen: Angelika Brauner, Hohenpeißenberg
Umschlaggestaltung: Thieme Verlagsgruppe
Umschlagabbildung: Angelika Brauner, Hohenpeißenberg (Grafik); Thieme Verlagsgruppe (Foto: Michael Zimmermann)
Satz: Druckhaus Götz GmbH, Ludwigsburg
Satzsystem: 3B2 Version 9.1
Druck: Firmengruppe APPL · aprinta Druck GmbH, Wemding

ISBN 978-3-8304-5409-0 1 2 3 4 5 6

Inhalt

1 Einleitung

1.1 Tradition und Moderne

Die Arzneimittelkunde bildet mit ca. 70 % traditionell den umfassendsten Teil der Traditionellen Chinesischen Medizin, während die Akupunktur und andere Therapieverfahren wie etwa die manuellen Therapien, die Diätetik und *Qi Gong* eher an zweiter Stelle rangieren. Überliefert sind seit ca. 2000 Jahren eine Vielzahl von Arzneimitteln und Arzneimittelrezepturen. Viele standardisierte Rezepte haben sich bis heute erhalten und zahlreiche davon sind für allgemeinere symptomatische Behandlungen mittlerweile auch in Form von Pillen, Säften und Tees erhältlich. Dadurch, dass das Arzneimittelwissen der chinesischen Ärzte und Arzneimittelkundigen immer wieder überprüft und katalogisiert, kommentiert und ergänzt wurde, hat sich über einen langen Zeitraum ein unvergleichlich reiches Erfahrungswissen angesammelt, das auch der westlichen Medizin vermehrt zugänglich wird.

Die Wirksamkeit der Rezepturen aus Bestandteilen von Pflanzen, z. B. von Blättern, Wurzeln, Rinden und Blüten, wie auch aus mineralischen Substanzen und Tierprodukten hat sich immer wieder bestätigt. Der chinesische Arzt Li Zhi Zhen aus der Ming-Dynastie (1368 – 1644) beschreibt in seiner Materia Medica *Ben Cao Gang Mu* (1593) ausführlich 1173 botanische, 444 zoologische und 275 mineralische Substanzen. Die Mehrzahl der heute bekannten 2608 Arzneimittel ist nach wie vor pflanzlichen Ursprungs. Heute sind im Rahmen der chinesischen Arzneimitteltherapie ca. 500 Mittel pflanzlichen, tierischen oder mineralischen Ursprungs gebräuchlich, wovon in der Praxis nur ca. 80 – 100 Mittel zur Anwendung kommen. Pro Rezept werden im Durchschnitt 4 – 15 oder mehr Substanzen verschrieben, jeweils mit durchschnittlich 3 – 15 g, aber auch eine höhere Dosierung ist möglich.

1.2 Systematik der Arzneimittel

Arzneimittel werden schon seit dem klassischen Grundlagenwerk der Traditionellen Chinesischen Medizin, dem *Huang Di Nei Jing* (2. Jh. v. Chr.), ebenso wie Nahrungsmittel nach Temperatur und Geschmack klassifiziert. In Anlehnung an die Akupunkturtheorie und die Theorie der Fünf Wandlungsphasen *(Wu Xing)* findet eine Klassifizierung jedoch auch nach Funktionskreisbezug/Organwirkung bzw. nach der Wirkrichtung/Energiebewegung statt.

1.2.1 Das energetische Temperaturverhalten (Xing)

Das Temperaturverhalten wird nach vier *(Si Qi)* oder mehr Kriterien eingeteilt. Grundsätzlich sind immer heiß *(Re)*, kalt *(Han)*, warm *(Wen)*, kühl *(Liang)* sowie neutral (*Ping*) zu finden. Hinzu kommen Untergruppierungen wie leicht kalt, oder leicht warm. Energetisch heiße Arzneimittel wärmen den Körper, bewegen das *Qi*, steigern den Stoffwechsel und leiten Kälte aus. Kühlende Arzneimittel klären Hitze, leiten Feuer aus, entgiften, beruhigen und harmonisieren.

1.2.2 Die fünf Geschmacksrichtungen (Wu Wei)

Es werden scharf und süß (*Yang*-Eigenschaften) und sauer, bitter, salzig (*Yin*-Eigenschaften) unterschieden. Viele Arzneimittel weisen allerdings nicht nur einen Geschmack, sondern zwei oder drei Geschmacksrichtungen auf. Einige Arzneimittel besitzen einen milden, neutralen Geschmack, andere einen besonders intensiven Geruch und werden dann als aromatisch bezeichnet. Mittel, die ein zusammenziehendes Gefühl erzeugen, werden auch als adstringierend eingestuft.

Der scharfe Geschmack *(Xin/La)* besitzt einen dynamisierenden und zerstreuenden Charakter und ist geeignet, Wind, Kälte, Hitze und Feuchtigkeit zu zerstreuen. Der süße Geschmack *(Gan/Tian)* tonisiert und nährt *Qi* und Blut sowie das *Yin* und *Yang* des Körpers. Der saure Geschmack *(Suan)* wirkt zusammenziehend und hält dadurch den Verlust von *Qi*, Blut, Essenz und Körperflüssigkeiten auf. Genau wie adstringierende Arzneimittel stabilisieren saure Mittel die essenziellen Körpersubstanzen. Der bittere Geschmack *(Ku)* wirkt trocknend und nach unten leitend. Er wird daher zum Trocknen von Feuchtigkeit und zum Lösen von Schleim eingesetzt. Der salzige Geschmack *(Xian)* hat einen aufweichenden und Stauungen lösenden Charakter. Aromatische Arzneimittel wirken ähnlich wie scharfe Substanzen und haben einen dynamisierenden und zerstreuenden Charakter.

1.2.3 Die vier Wirkrichtungen (Si Xiang)

Sie geben an, in welcher Richtung sich die Arznei gemäß ihrer Eigenschaften und Zubereitungsform im Körper bewegt. Man unterscheidet anhebend *(Sheng)*, absenkend *(Jiang)*, oberflächlich oder an der Oberfläche *(Fu)*, tief oder in der Tiefe *(Chen)*. Während anhebende Arzneimittel besonders die aufsteigende Funktion der Milz fördern, leiten absenkende Arzneimittel rebellisches *Qi* nach unten. An der Körperoberfläche arbeitende warme Arzneimittel können diaphoretisch wirken und pathogene Faktoren eliminieren. Die tiefe Wirkrichtung wiederum erzeugt eine nach unten und innen leitende Tendenz und wird oft durch mineralische Arzneimittel repräsentiert.

Einige Mittel bewegen sich ohne eine bestimmte Wirkrichtung im ganzen Körper in alle Richtungen (z. B. Ligustici chuanxiong rad.). Mittel mit warmen bis heißen Eigenschaften, sowie scharfem und aromatischem Geschmack, bewegen sich eher nach oben und außen. Kühle, kalte, bittere, milde und salzige Arzneimittel sinken nach unten, während sich saure und adstringierende Arzneimittel nach innen (und unten) bewegen. Süße Arzneimittel verbleiben eher in der Mitte des Körpers. Neben Geschmack und Temperatur sowie der Zubereitungsform (zubereitet in Alkohol ergibt z. B. eine anhebende Wirkung) bestimmt auch das Wesen eines Arzneimittels seine Wirkrichtung mit. Blüten gelten z. B. als leicht und haben eine aufsteigende, an der Oberfäche sich entfaltende Wirkung. Mineralische Substanzen gelten als schwer und bewegen sich nach unten.

1.3 Praxis der Arzneimittelzubereitung und Einnahme

Arzneimittel werden häufig in bestimmter Weise medizinisch aufbereitet *(Pao Zhi)* und ebenso in bestimmter Weise eingenommen bzw. verordnet, etwa als abgekochter Sud/Dekokt *(Tang)*, als Pulver *(San)*, als Pille *(Wan)* oder als Elixir *(Dan)*. Ebenso lassen sich Pflaster, Tinkturen, Tabletten, Sirup, Granulate oder hydrophile Konzentrate herstellen.

Grundsätzlich sind apothekenzertifizierte Arzneimittel mit Prüfnachweis immer nicht geprüften Substanzen aus China vorzuziehen, egal in welcher Darreichungsform. Der sorglose Umgang mit Pflanzenschutzmitteln und die allgemeine Umweltbelastung in der Volksrepublik China machen auch vor den dort angebauten Arzneimitteln nicht Halt.

Im klassischen Sinne wird aus den Bestandteilen eine Abkochung hergestellt, die dann als Tee getrunken wird. Dabei werden die Arzneidrogen je nach Drogentyp unterschiedlich lange abgekocht. Die Kochzeit der Arzneimittel richtet sich nach deren Konsistenz. Feste, schwere Drogen (z. B. Mineralien) werden meist 60 Minuten gekocht, Arzneimittel mittlerer Konsistenz haben meist eine Kochzeit von etwa 20 Minuten (z. B. Rinden und Hölzer). Leichte Drogen werden meist 3 – 5 Minuten (z. B. Blätter) vor Ende des Kochvorganges hinzugefügt. Drogen mit flüchtigen Bestandteilen wie ätherischen Ölen lässt man nur kurz ziehen (z. B. Chinesische Minzblätter).

1.4 Toxizität und Nebenwirkungen von chinesischen Arzneimitteln

Ein Teil der in Deutschland erhältlichen chinesischen Arzneimittel unterliegt der Verschreibungspflicht. Neben der Gruppe von artengeschützten Substanzen finden sich Arzneimittel, die Aristolochiasäure enthalten und als potenziell kanzerogen bzw. nierentoxisch gelten. Die Toxizität von Arzneidrogen wird durch Maßnahmen wie besondere Bearbeitung der Rohdrogen, ihre Zubereitung und zurückhaltende Dosierung gemildert oder beseitigt. Ebenso kann eine Korrektur der Toxizität durch das Zusammenwirken mit anderen Drogen vom erfahrenen Therapeuten vorgenommen werden. So reduziert etwa Glycyrrhizae rad. (*Gan Cao*/Süßholzwurzel) die Giftigkeit von Aconiti rad. (*Fu Zi*/Eisenhutwurzel) und Zingiberis officinalis rhiz. (*Gan Jiang*/Ingwerwurzelstock) die von Pinelliae ternatae rhiz. (*Ban Xia*/ Mittsommerknolle). Die meisten Pflanzen mit schwacher oder geringer Toxizität können als unbedenklich eingestuft werden. Lediglich acht Pflanzen sind stark giftig und daher sehr streng zu handhaben (siehe Anhang, s. S. 131).

Mögliche Nebenwirkungen toxischer, aber auch nicht toxischer Arzneimittel resultieren häufig weniger aus Zubereitungsfehlern der Rohdrogen als eher aus Behandlungsfehlern des Therapeuten. Diese Nebenwirkungen können eine Vielzahl von Symptomen wie Übelkeit, Diarrhö, Meteorismus, epigastrisches Völlegefühl, Juckreiz, Dermatitis, Kopfschmerzen, Palpitationen und Schlaflosigkeit umfassen. Gleichermaßen kann es zu Veränderungen klinisch-chemischer Werte wie Transaminasen, Kreatinin, Harnstoff, Blutbild, Blutfetten, Blutzucker, der Blutgerinnung kommen, aber auch stärkere gesundheitliche Einschränkungen sind möglich.

1.5 Arzneimittelstudium und Arzneimitteltherapie

Die Therapie mit chinesischen Arzneimitteln ist bei vielen Erkrankungen ausgesprochen wirksam. Die theoretischen Grundlagen sind jedoch äußerst umfangreich, sodass für gute Behandlungsergebnisse ein großer zeitlicher Aufwand und ein intensives Studium über viele Jahre hinweg notwendig sind. Am Anfang des Studiums der chinesischen Arzneimittellehre steht das Erlernen der wichtigsten Einzelmittel, die in klassischen Rezepturen zu finden sind. Neben den Arzneimittelnamen (auf Latein, *Pinyin* und Deutsch) und der Klassifikation chinesischer Arzneimittel in Gruppen/Arzneimittelklassen werden zusätzlich Geschmack und Temperaturverhalten der Arzneimittel, ihre Therapiewirkung und ihre Indikationen erlernt. Für die Praxis sind dann Dosierungs- und Zubereitungsanleitungen, absolute und relative Kontraindikationen und allgemeine Vorsichtsmaßnahmen sowie Kenntnisse über die Toxizität und Wirkzusammenhänge (Inkompatibilität von Mitteln) unabdingbar (siehe hierzu den Anhang und die Literaturliste).

Entscheidend für den Behandlungserfolg mit chinesischen Arzneimitteln ist es, in jedem Einzelfall eine treffende Diagnose zu stellen bzw. eine Syndromdifferenzierung vorzunehmen und die daraus abzuleitenden therapeutischen Prinzipien formulieren zu können. Nur bei richtiger Einschätzung eines Krankheitszustandes kann man erfolgreich behandeln. Die Beachtung der diagnostischen Leitkriterien, insbesondere Kälte und Hitze sowie Mangel und Fülle, sind dabei von zentraler Bedeutung.

Für den Einsatz in der Praxis sind ebenfalls gute Kenntnisse von Behandlungsstrategien und Rezepturenlehren notwendig. Eine Rezepturerstellung mit chinesischen Arzneimitteln ist eine komplexe Verordnung, bei der die Einzelmittel in einer sich gegenseitig beeinflussenden Wirkung stehen und sich zu einer therapeutischen Gesamtwirkung addieren. Die richtige Rezeptierung ist eine hohe Kunst und erfordert eine gute Ausbildung des Therapeuten. Nicht von ungefähr gilt sie daher auch als eine anspruchsvolle Kunst.

1.5.1 Mind-Maps® beim Arzneimittelstudium

Am Anfang der Beschäftigung mit chinesischer Arzneimitteltherapie steht immer das Erlernen der Grundlagen, wobei ein Memorieren trotz aller heute verfügbaren digitalen Hilfsmittel unerlässlich ist. Erst die sichere Kenntnis eines Arzneimittels bildet die Grundlage für ein kreatives Arbeiten mit Einzelkräutern zur Zusammenstellung von individuellen Rezepturen und eröffnet somit den Zugang zur eigentlichen Stärke der chinesischen Arzneimitteltherapie.

Die Entscheidung, chinesische Arzneimittel in Form von Mind-Maps® verfügbar zu machen, resultiert einerseits aus der großen Fülle des Stoffes, die gerade für den Anfänger kaum überschaubar ist, und andererseits aus der Tatsache, dass das Erlernen der Grundlagen von größter Wichtigkeit ist. Im weiteren Verlauf der Beschäftigung mit der chinesischen Arzneimittellehre wird man sonst feststellen, dass Rezepte nicht eingeordnet und vor allem in der Praxis nicht den Therapieanforderungen gemäß variiert werden können. Ist man sich über die genauen energetischen Qualitäten eines Rezeptbestandteils (einer Einzeldroge) nicht im Klaren, kann das Rezept weder von der Menge der Dosierung her verändert werden, noch können Kräuter weggelassen oder hinzugefügt werden. Erst die genaue Kenntnis der Einzeldrogen und ihrer Variabilität macht den Therapieerfolg möglich, denn die Praxis zeigt, dass allein mit Standardrezepturen ein solcher nicht zu erzielen ist. Die Übersichtlichkeit und Transparenz der Mind-Maps® vermittelt hierzu anschaulich die notwendige Grundorientierung.

1.5.2 Auswahl der Arzneimittel

Grundsätzlich existieren mehrere Möglichkeiten der Kräutersystematisierung. Die für diese Darstellung gewählte Einteilung der Kräuter in 18 Hauptgruppen basiert auf dem in China üblichen Schema, das z. B. in Chen [2] oder der in Deutschland 1993 veröffentlichten Materia Medica von Junying Geng [5] Verwendung findet.

Einige der aufgeführten Kräuter können mehreren Gruppierungen und Untergruppierungen zugeordnet werden, da sie in der Regel über mehr als eine Wirkungsqualität verfügen. Bei den Untergruppierungen wurde eine Zuordnung getroffen, die häufig auf die in der Materia Medica von Chen [2] erwähnten Kräutermerkmale zurückgeht.

Die Auswahl der Kräuter in diesem Buch orientiert sich am westlichen Praxisbedarf und spiegelt mit ca. 230 Kräutern nur einen Teil der sehr umfangreichen chinesischen Materia Medica wieder. Da die in Gruppe 3 *(Arzneimittel zur Regulation des Stuhlgangs – Stark Wasser ausleitende Arzneimittel)* und die in Gruppe 10 (*Arzneimittel, die Parasiten eliminieren*) aufgeführten Arzneimittel in einer westlichen Praxis höchst selten Verwendung finden werden, sind sie nicht mit aufgenommen worden und nicht in Mind-Maps® dargestellt. Arzneimittel mit stark toxischem Charakter oder viele Tierpräparate werden ebenso wenig aufgeführt wie sehr seltene oder teure Mittel. So wird in Gruppe 1 (*Die Oberfläche befreiende Arzneimittel – Arzneimittel, die Wind-Hitze vertreiben, Exantheme an die Oberfläche bringen und Hautjuckreiz lindern)* Asari herb. (*Xi Xin*/Haselwurzwurzel) nicht aufgeführt, da dieses aufgrund seiner nierentoxischen Wirkung nur mit besonderer Vorsicht verwendet werden sollte. [9, S. 2] Ebenso wird das Horn des Nashorns, Rhinoceri cornu (*Xi Jiao*), das hier stellvertretend für Mittel steht, die dem Artenschutz unterliegen, nicht aufgeführt. Zur vollständigen Erfassung der in China verwendeten chinesischen Materia Medica bietet Chen [2] einen guten Überblick.

Die Arzneimittel werden in *Pinyin* und mit ihren lateinischen und deutschen Entsprechungen aufgeführt. Die bei den Arzneimittelporträts verwendeten Dosierungen entsprechen einer Tagesdosis für einen Erwachsenen und beziehen sich auf Rohdrogen. Im Durchschnitt werden für pflanzliche Mittel 3 – 9 g angeben, für mineralische Substanzen allerdings bis zu 30 g. Bei Arzneimittelkonzentraten in Form von Pulvern werden weitaus niedrigere Dosierungen verwendet und sind entsprechend der Herstellerangaben umzurechnen. Die Dosierungen variieren auch je nach Behandlungsansatz und sind für Kinder (je nach Lebensalter) und für ältere oder schwächere Patienten generell niedriger. Innerhalb einer Rezeptur gelten ebenfalls häufig unterschiedliche, meist geringere, Mengen. Angaben hierzu und zu den besonderen Zubereitungsformen finden sich in den entsprechenden Rezepturlehren.

2 Klassifikation der Arzneimittelgruppen

1 Die Oberfläche befreiende Arzneimittel

- Warm-scharfe Arzneimittel, die Wind-Kälte vertreiben
  - Arzneimittel, die Wind-Kälte vertreiben durch Induzieren von Schwitzen
  - Arzneimittel, die Wind-Kälte vertreiben und Milz und Magen harmonisieren
  - Arzneimittel, die Wind-Feuchtigkeit vertreiben und die Oberfläche befreien
  - Arzneimittel, die Wind-Kälte vertreiben und die Nasenwege öffnen
- Kalt-scharfe Arzneimittel, die Wind-Hitze vertreiben
  - Arzneimittel, die Wind-Hitze vertreiben, Exantheme an die Oberfläche bringen und Hautjuckreiz lindern
  - Arzneimittel, die Wind-Hitze vertreiben, Leber-Hitze klären und die Leber besänftigen
  - Arzneimittel, die Wind-Hitze vertreiben und das *Yang* anheben und verteilen
  - Arzneimittel, die Wind-Hitze vertreiben und die Oberfläche befreien

2 Hitze klärende Arzneimittel

- Hitze klärende und Feuer reduzierende Arzneimittel
- Hitze und Feuchte-Hitze klärende Arzneimittel
- Hitze klärende und Blut kühlende Arzneimittel
- Hitze klärende und Toxine ausleitende Arzneimittel
- Leere-Hitze durch *Yin*-Mangel kühlende, Sommer-Hitze klärende Arzneimittel

3 Arzneimittel zur Regulation des Stuhlgangs

- Purgierende Arzneimittel
- Befeuchtend-laxierende Arzneimittel
- Stark Wasser ausleitende Arzneimittel (Aufgrund der geringen Praxisrelevanz wird diese Gruppe nicht dargestellt!)

4 Arzneimittel, die Wind-Feuchtigkeit vertreiben

- Arzneimittel, die Wind-Feuchtigkeit vertreiben und Schmerzen lindern
- Arzneimittel, die Wind-Feuchtigkeit vertreiben und die Nebengefäße öffnen
- Arzneimittel, die Wind-Feuchtigkeit vertreiben und Sehnen und Knochen stärken

5 Aromatische Arzneimittel, die Feuchtigkeit umwandeln

6 Feuchtigkeit ausleitende (diuretische) Arzneimittel

- Arzneimittel, die die Diurese fördern und Dysurie behandeln
- Arzneimittel, die die Diurese fördern und Hitze klären
- Arzneimittel, die die Diurese fördern und Ödeme reduzieren

7 Das Innere erwärmende Arzneimittel

8 *Qi*-regulierende Arzneimittel

- Arzneimittel, die das *Qi* regulieren und Schleim auflösen
- Arzneimittel, die das *Qi* regulieren und Schmerzen lindern

9 Arzneimittel zur Auflösung einer Nahrungsstagnation

10 Arzneimittel, die Parasiten eliminieren

(Aufgrund der geringen Praxisrelevanz wird diese Gruppe nicht dargestellt!)

- Arzneimittel, die Madenwürmer vertreiben
- Arzneimittel, die Hakenwürmer vertreiben
- Arzneimittel, die Rundwürmer vertreiben

11 Arzneimittel, die Blutungen stillen

- Arzneimittel, die Blutungen stillen, stabilisieren und zusammenziehen
- Arzneimittel, die Blutungen stillen, das Blut zirkulieren und Blutklumpen lösen
- Arzneimittel, die Blutungen stillen und kühlen
- Arzneimittel, die Blutungen stillen und die Leitbahnen wärmen

12 Blut bewegende Arzneimittel

- Arzneimittel, die das Blut bewegen und Blut-Stasen aufbrechen
- Arzneimittel, die das Blut bewegen und die Sehnen entspannen
- Arzneimittel, die das Blut bewegen und erwärmen
- Arzneimittel, die das Blut bewegen und kühlen
- Arzneimittel, die das Blut bewegen und Karbunkel/Wunden behandeln

13 Arzneimittel zum Umwandeln von Schleim und zum Lindern von Husten und Beruhigen von Asthma

- Arzneimittel zum Umwandeln von Kälte-Schleim
- Arzneimittel zum Umwandeln von Hitze-Schleim
- Arzneimittel zum Lindern von Husten und Beruhigen von Asthma

14 Arzneimittel zur Beruhigung des Geistes

- Stark stabilisierende und den *Shen* (Geist) beruhigende mineralische Arzneimittel
- Das Herz nährende und den *Shen* (Geist) beruhigende Arzneimittel

15 Arzneimittel, die die Leber beruhigen und Wind dämpfen

- Mineralische Arzneimittel, die das Leber-*Yang* verankern
- Arzneimittel, die inneren Wind dämpfen und die Leber kühlen

16 Arzneimittel, die die Sinnesorgane öffnen

17 Tonisierende Arzneimittel, die *Qi*, *Yang*, Blut und *Yin* stärken

- Arzneimittel, die das *Qi* stärken
  - Arzneimittel, die das *Qi* von Milz und Lunge stärken
  - Arzneimittel, die das *Qi* der Milz stärken
  - Arzneimittel, die das *Qi* der Milz stärken und Kräuterrezepturen harmonisieren
- Arzneimittel, die das *Yang* stärken
  - Arzneimittel, die das *Yang* der Nieren stärken, um Störungen des reproduktiven Systems zu behandeln
  - Arzneimittel, die Leber und Nieren und Knochen und Sehnen stärken
  - Arzneimittel, die das *Yang* der Nieren und der Milz erwärmen, um Diarrhö zu behandeln
  - Arzneimittel, die Leber und Nieren stärken und das *Jing* (Essenz) festigen
- Arzneimittel, die das Blut stärken
- Arzneimittel, die das *Yin* stärken
  - Arzneimittel, die das *Yin* von Lunge und Magen stärken und Körperflüssigkeiten generieren
  - Arzneimittel, die das *Yin* von Leber und Nieren stärken
  - Arzneimittel, die das *Jing* (Essenz) und das Blut stärken

18 Adstringierende Arzneimittel

- Arzneimittel, die das Lungen-*Qi* stabilisieren
- Arzneimittel, die stabilisieren und spontanes und nächtliches Schwitzen stoppen
- Arzneimittel, die den Dickdarm adstringieren und Diarrhö stoppen
- Arzneimittel, die die Essenz konsolidieren

3 Gruppe 1: Die Oberfläche befreiende Arzneimittel

- **Die Oberfläche befreiende Arzneimittel**
  - **Warm-scharfe Arzneimittel, die Wind-Kälte vertreiben**
    - Arzneimittel, die Wind-Kälte durch Induzieren von Schwitzen vertreiben
      - Cinnamomi cassiae ram. (Gui Zhi)
      - Ephedrae herb. (Ma Huang)
    - Arzneimittel, die Wind-Kälte vertreiben und Milz und Magen harmonisieren
      - Perillae caul. et fol. (Zi Su Ye)
      - Zingiberis officinalis recentis rhiz. (Sheng Jiang)
    - Arzneimittel, die Wind-Feuchtigkeit vertreiben und die Oberfläche befreien
      - Ledebouriellae seu Saposhnikoviae rad. (Fang Feng)
      - Ligustici sinensis rhiz. et rad. (Gao Ben)
      - Notopterygii rhiz. et rad. (Qiang Huo)
      - Schizonepetae tenuifoliae herb. seu flos (Jing Jie)
    - Arzneimittel, die Wind-Kälte vertreiben und die Nasenwege öffnen
      - Angelicae dahuricae rad. (Bai Zhi)
      - Magnoliae flos (Xin Yi Hua)
      - Xanthii fr. (Cang Er Zi)
  - **Kalt-scharfe Arzneimittel, die Wind-Hitze vertreiben**
    - Arzneimittel, die Wind-Hitze vertreiben, Exantheme an die Oberfläche bringen und Hautjuckreiz lindern
      - Arctii lappae fr. (Niu Bang Zi)
      - Cicadae per. (Chan Tui)
      - Menthae herb. (Bo He)
    - Arzneimittel, die Wind-Hitze vertreiben, Leber-Hitze klären und die Leber besänftigen
      - Chrysanthemi morifolii flos (Ju Hua)
      - Mori albae fol. (Sang Ye)
      - Viticis fr. (Man Jing Zi)
    - Arzneimittel, die Wind-Hitze vertreiben und das Yang anheben und verteilen
      - Bupleuri rad. (Chai Hu)
      - Cimicifugae rhiz. (Sheng Ma)
      - Puerariae rad. (Ge Gen)
    - Arzneimittel, die Wind-Hitze vertreiben und die Oberfläche befreien
      - Sojae sem. praeparata (Dan Dou Chi)

3.1 Warm-scharfe Arzneimittel, die Wind-Kälte vertreiben

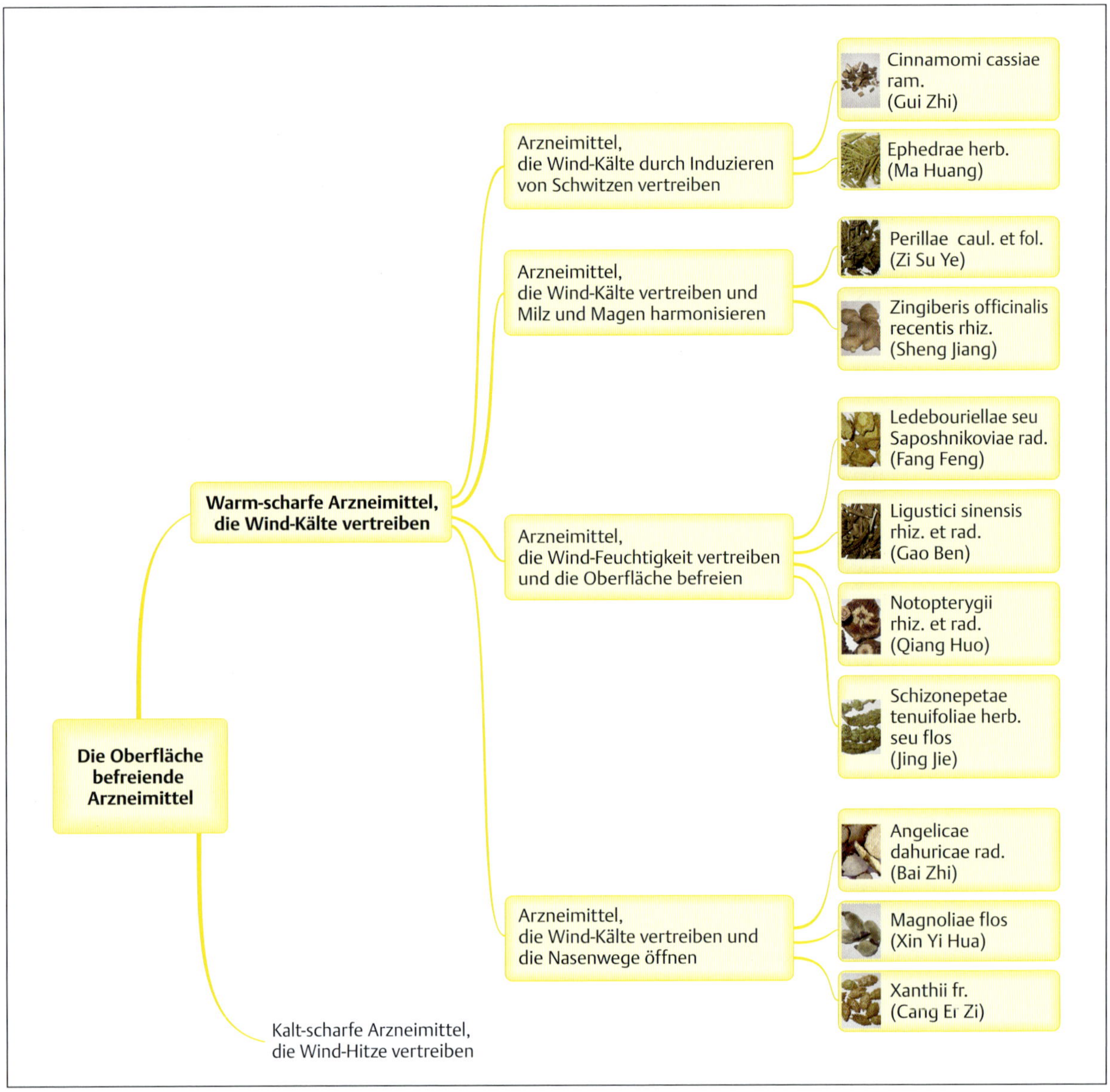

3.1.1 Arzneimittel, die Wind-Kälte durch Induzieren von Schwitzen vertreiben

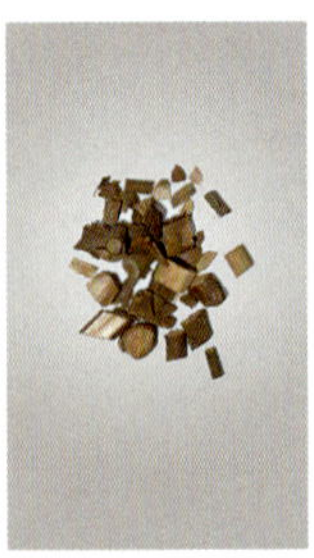

Cinnamomi cassiae ram. (Gui Zhi)
Cassia-Zimtzweige

Geschmack: scharf, süß

Temperaturverhalten: warm

Funktionskreis: Herz, Lunge, Blase

Wirkrichtung: an der Oberfläche

Wirkung/Indikation:

- befreit die Oberfläche durch Schwitzen
- wärmt und öffnet die Leitbahnen
- wärmt und erleichtert den Fluss des *Yang-Qi* in der Brust
- leitet Feuchtigkeit bei Wind aus (diuretisch)
- wärmt und erleichtert den Fluss von *Qi* und Blut in den Leitbahnen (*Chong Mai, Ren Mai*)

Dosierung: 3 – 9 g

Kontraindikation: Blut-Hitze, *Yin*-Mangel-Hitze, Erkältung mit Hitze

Beachte

Nur 15 Minuten mitkochen.

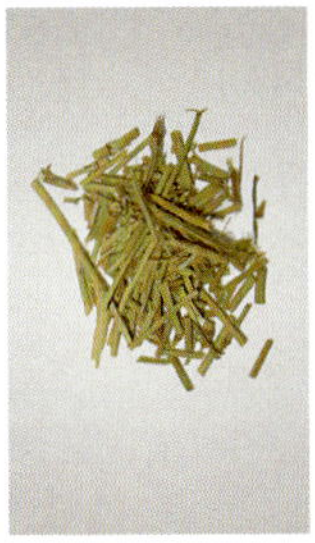

Ephedrae herb. (Ma Huang)
Meerträubelkraut

Geschmack: scharf, leicht bitter

Temperaturverhalten: warm

Funktionskreis: Lunge, Blase

Wirkrichtung: emporhebend

Wirkung/Indikation:

- befreit die Oberfläche durch Schwitzen
- vertreibt Kälte, leitet Wind-Kälte aus
- fördert die Verteilung des Lungen-*Qi* und beruhigt schwere Atmung
- fördert die Diurese und reduziert Ödeme

Dosierung: 1 – 9 g

Kontraindikation: starkes Schwitzen und Keuchen, Schlaflosigkeit, Bluthochdruck

Toxizität

Vorsicht bei höheren Dosierungen und Langzeitanwendung; kann Unruhe, Hypertonie und Tremor verursachen!

3.1.2 Arzneimittel, die Wind-Kälte vertreiben und Milz und Magen harmonisieren

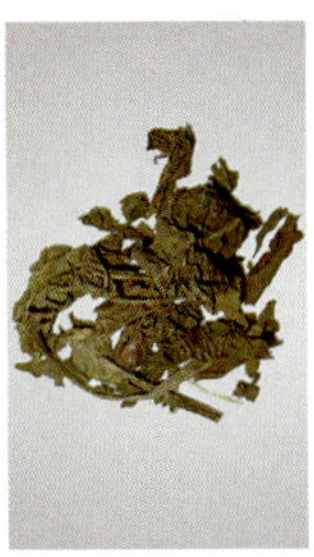

Perillae caul. et fol. (Zi Su Ye)
Schwarznesselblätter

Geschmack: scharf, aromatisch

Temperaturverhalten: warm

Funktionskreis: Lunge, Milz

Wirkrichtung: absenkend

Wirkung/Indikation:

- befreit die Oberfläche und vertreibt Kälte
- reguliert den *Qi*-Fluss und erweitert die Brust
- harmonisiert den Mittleren Erwärmer und lindert Erbrechen und Übelkeit
- beruhigt den unruhigen Fetus
- hilft bei Nahrungsmittelvergiftung durch Meeresfrüchte

Dosierung: 3 – 9 g

Kontraindikation: *Yin*-Mangel, Abwehr-(*Wei-Qi*)-Schwäche, Fieber bei *Qi*-Schwäche

Toxizität

Keine Langzeitanwendung.

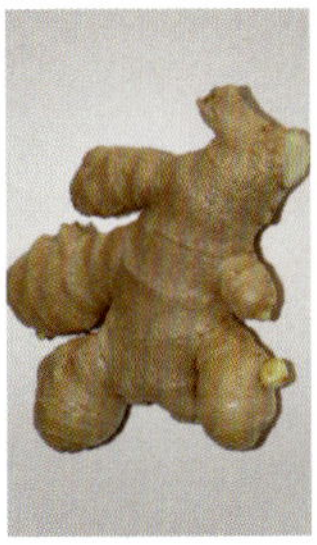

Zingiberis officinalis recentis rhiz. (Sheng Jiang)
frische Ingwerwurzel

Geschmack: scharf

Temperaturverhalten: warm (heiß)

Funktionskreis: Lunge, Milz, Magen

Wirkrichtung; absenkend

Wirkung/Indikation:

- befreit die Oberfläche und vertreibt Kälte
- wärmt den Mittleren Erwärmer und stoppt Erbrechen
- wärmt die Lunge und lindert Husten
- reduziert die toxische Wirkung anderer Substanzen, entgiftet und desinfiziert

Dosierung: 2 – 6 Scheiben (3 – 9 g)

Kontraindikation: Lungen-Hitze-Syndrome, Magen-Hitze mit Erbrechen

3.1.3 Arzneimittel, die Wind-Feuchtigkeit vertreiben und die Oberfläche befreien

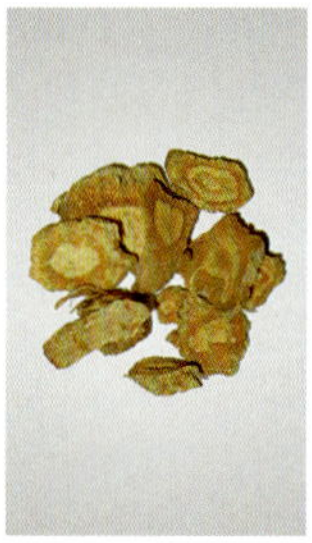

Ledebouriellae seu Saposhnikoviae rad. (Fang Feng) Ledebouriellawurzel

Geschmack: scharf, süß

Temperaturverhalten: leicht warm

Funktionskreis: Blase, Leber, Milz

Wirkrichtung: oberflächlich

Wirkung/Indikation:

- befreit die Oberfläche und vertreibt äußeren Wind
- vertreibt Wind-Feuchtigkeit und Wind-Kälte
- lindert Schmerz und Hautjuckreiz, löst Muskelspasmen und Krämpfe
- lindert Diarrhö und stillt Blutungen

Dosierung: 3 – 9 g

Kontraindikation: Blut-Mangel mit Spasmen oder *Yin*-Mangel-Hitze

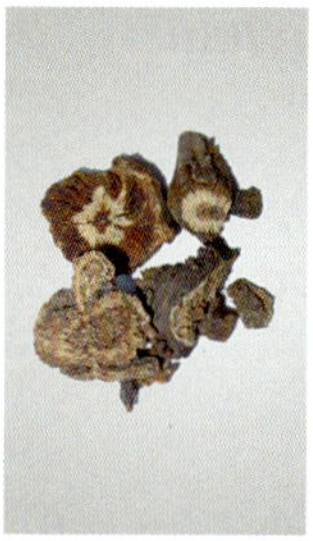

Notopterygii rhiz. et rad. (Qiang Huo) Gebirgsangelikawurzel

Geschmack: scharf, bitter, aromatisch

Temperaturverhalten: warm

Funktionskreis: Niere, Blase

Wirkrichtung: oberflächlich

Wirkung/Indikation:

- befreit die Oberfläche und vertreibt Kälte
- vertreibt Wind und trocknet Feuchtigkeit
- lindert Schmerzen und löst schmerzhafte Blockierungen auf

Dosierung: 3 – 9 g

Kontraindikation: *Qi*-, Blut-, *Yin*-Mangel, Obstruktionssyndrom (*Bi Zheng*) bei roter Zunge ohne Belag, Schwäche der Oberfläche

Toxizität

Überdosierung kann Übelkeit und Erbrechen verursachen.

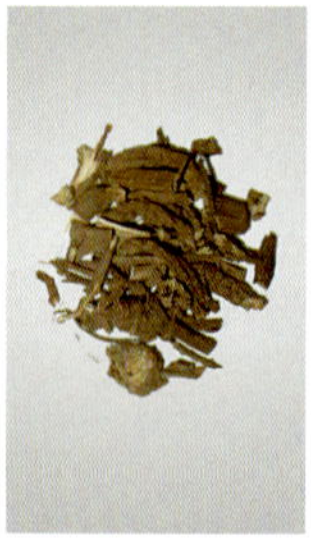

Ligustici sinensis rhiz et rad. (Gao Ben) Chinesischer Liebstöckelwurzelstock

Geschmack: scharf

Temperaturverhalten: warm

Funktionskreis: Blase

Wirkrichtung: emporhebend

Wirkung/Indikation:

- befreit die Oberfläche und vertreibt Kälte
- vertreibt Wind und Feuchtigkeit und lindert (Kopf-) Schmerzen

Dosierung: 3 – 9 g

Kontraindikation: Hitze-Syndrome, *Yin*-Mangel, aufsteigendes Leber-*Yang*, Kopfschmerzen durch Blut-Mangel

Toxizität

Vorsicht bei Langzeitanwendung, da sehr trocknend!

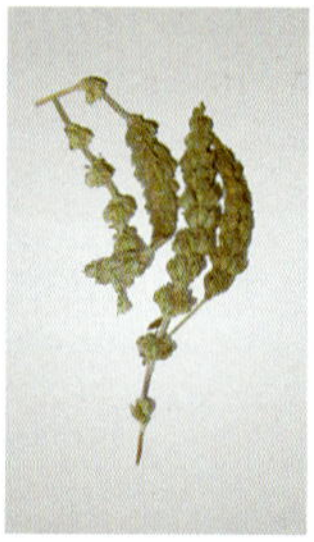

Schizonepetae tenuifoliae herb. seu flos (Jing Jie) Katzenminzekraut

Geschmack: scharf, aromatisch

Temperaturverhalten: warm

Funktionskreis: Lunge, Leber

Wirkrichtung: oberflächlich

Wirkung/Indikation:

- befreit die Oberfläche und vertreibt Wind
- lindert Hautjuckreiz und bringt Ausschläge der Haut zum Ausbruch, um sie zu beseitigen
- stillt Blutungen

Dosierung: 3 – 9 g

Beachte

Nur 5 Minuten mitkochen.

3.1.4 Arzneimittel, die Wind-Kälte vertreiben und die Nasenwege öffnen

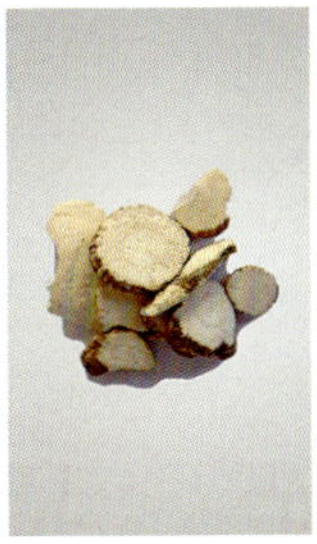

Angelicae dahuricae rad. (Bai Zhi) Engelwurzwurzel

Geschmack: scharf

Temperaturverhalten: warm

Funktionskreis: Lunge, Milz, Magen

Wirkrichtung: emporhebend

Wirkung/Indikation:

- befreit die Oberfläche und vertreibt Wind, öffnet die Nasengänge
- vertreibt Kälte und lindert Schmerzen
- zerteilt Schwellungen, leitet Eiter aus (bes. im Kopfbereich) und eliminiert Toxine
- beseitigt Feuchtigkeit und behandelt Leukorrhö und Diarrhö

Dosierung: 3 – 9 g

Kontraindikation: Trockenheit, Blut- und *Yin*-Mangel, *Yin*-Mangel-Hitze, voll ausgebrochene Windpocken, spontanes Schwitzen, offene Geschwüre, Kopfschmerzen, Schwindel bei innerem Wind durch *Yin*-Mangel

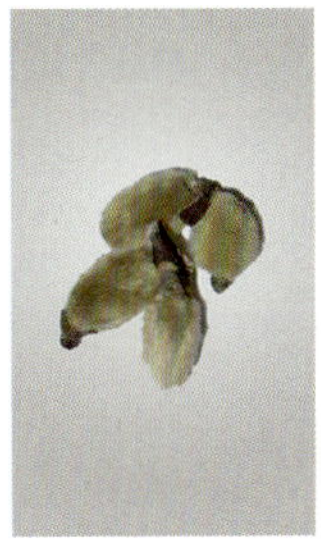

Magnoliae flos (Xin Yi Hua) Magnolienblüten

Geschmack: scharf, bitter

Temperaturverhalten: warm

Funktionskreis: Lunge, Magen

Wirkrichtung: emporhebend

Wirkung/Indikation:

- vertreibt Wind, Kälte und Feuchtigkeit, lindert Schmerzen
- öffnet die Nasenwege

Dosierung: 3 – 9 g

Kontraindikation: Hitze durch *Yin*-Mangel, aufsteigendes Leber-*Yang*

Toxizität

Überdosierung kann zu Schwindel und roten Augen führen.

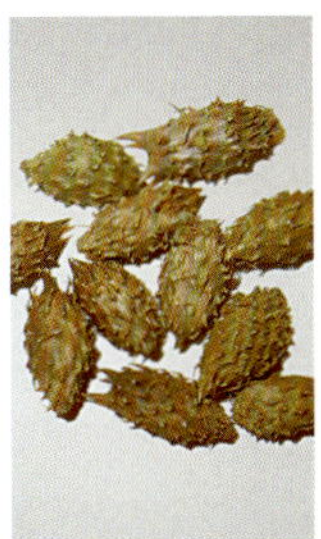

Xanthii fr. (Cang Er Zi) Sibirische Spitzklettenfrucht

Geschmack: süß, scharf, bitter, leicht toxisch

Temperaturverhalten: warm

Funktionskreis: Lunge, Leber

Wirkrichtung: emporhebend

Wirkung/Indikation:

- öffnet die Nasenhöhlen, vertreibt Wind, Kälte und Feuchtigkeit, lindert Schmerzen

Dosierung: 3 – 9 g

Kontraindikation: Kopfschmerzen und Schmerzzustände durch Blut-Mangel

Toxizität

Leicht giftig; eine Überdosierung kann Übelkeit, Erbrechen, Diarrhö und abdominale Schmerzen verursachen.

3.2 Kalt-scharfe Arzneimittel, die Wind-Hitze vertreiben

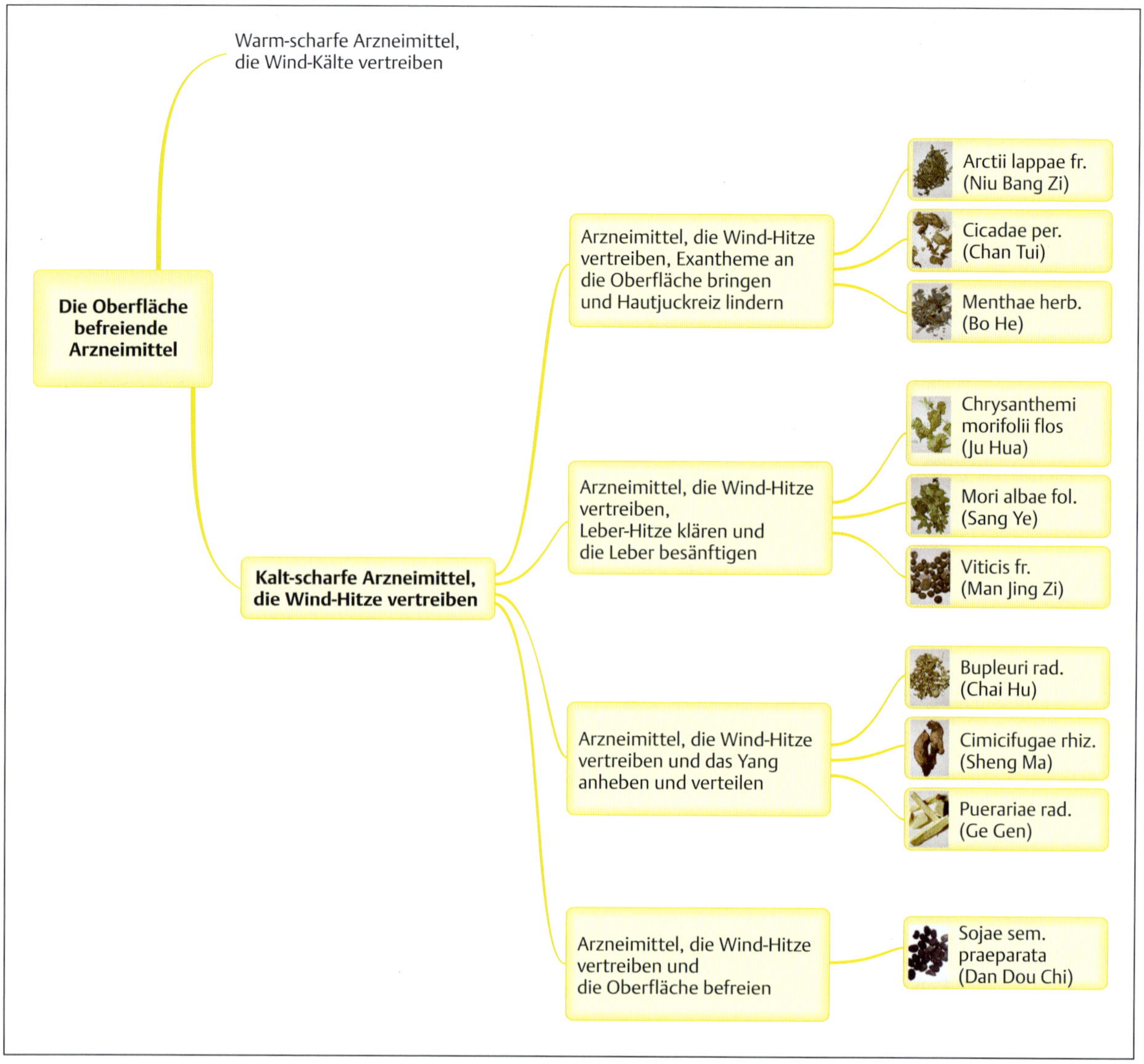

3.2.1 Arzneimittel, die Wind-Hitze vertreiben, Exantheme an die Oberfläche bringen und Hautjuckreiz lindern

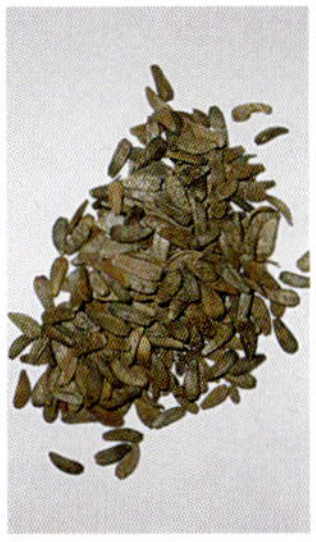

Arctii lappae fr. (Niu Bang Zi) Klettenfrucht

Geschmack: scharf, bitter

Temperaturverhalten: kalt

Funktionskreis: Lunge, Magen

Wirkrichtung: emporhebend

Wirkung/Indikation:

- zerstreut Wind und klärt Wind-Hitze
- lindert Halsentzündungen und eliminiert Toxine
- leitet Exantheme an die Körperoberfläche und lindert Hautjuckreiz
- befeuchtet die Därme

Dosierung: 3 – 9 g

Kontraindikation: Anwendung nur bei Hitze- oder Fülle-Syndromen, nicht bei Diarrhö durch Milz-*Qi*-Schwäche und bei offenen Eiterungen

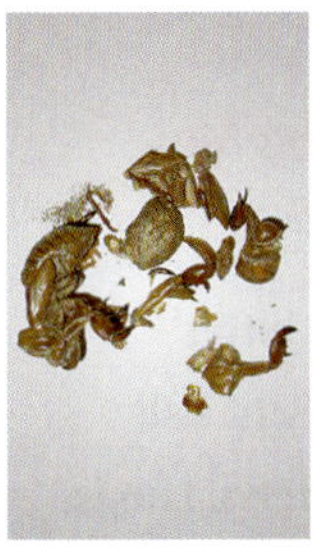

Cicadae per. (Chan Tui) Zikadenpanzer

Geschmack: süß, salzig

Temperaturverhalten: kühl

Funktionskreis: Lunge, Leber

Wirkrichtung: absenkend

Wirkung/Indikation:

- vertreibt Wind und klärt Hitze
- leitet Exantheme (Masern) an die Körperoberfläche und lindert Hautjuckreiz
- klärt die Augen
- löscht Leber-Wind, Spasmen und Krämpfe

Dosierung: 3 – 9 g

Kontraindikation: Vorsicht in der Schwangerschaft, nicht bei Mangel-Syndromen durch äußere pathogene Faktoren

Beachte

Arzneimittel vor dem Einsatz mahlen lassen.

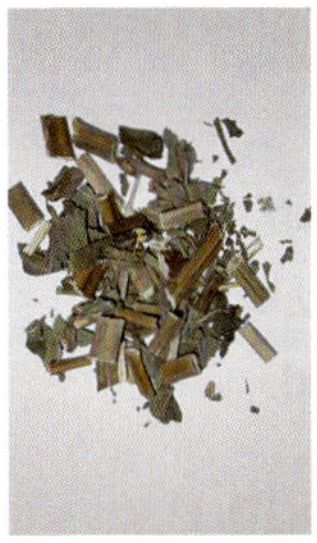

Menthae herb. (Bo He) Chinesisches Ackerminzekraut

Geschmack: scharf, aromatisch

Temperaturverhalten: kühl

Funktionskreis: Lunge, Leber

Wirkrichtung: emporhebend

Wirkung/Indikation:

- zerstreut Wind-Hitze und öffnet die Oberfläche
- klärt Kopf und Augen
- reguliert das Leber-*Qi* und lindert Halsentzündungen
- leitet Exantheme an die Oberfläche
- bewegt das Leber-*Qi*
- lindert Hautjuckreiz

Dosierung: 2 – 10 g

Kontraindikation: Vorsicht bei *Yin*-Leere-Hitze, Leber-*Yang*-Fülle und Mangel-Syndromen

3.2.2 Arzneimittel, die Wind-Hitze vertreiben, Leber-Hitze klären und die Leber besänftigen

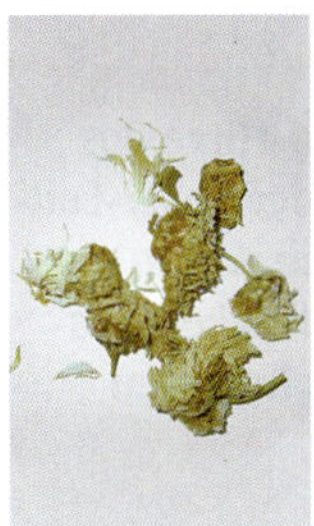

Chrysanthemi morifolii flos (Ju Hua) Chrysanthemenblüte

Geschmack: scharf, süß, bitter

Temperaturverhalten: kühl

Funktionskreis: Lunge, Leber

Wirkrichtung: absenkend

Wirkung/Indikation:

- zerstreut Wind und klärt Hitze
- klärt die Augen
- beruhigt das Leber-*Yang*
- beseitigt Toxizität

Dosierung: 3 – 15 g

4 Gruppe 2: Hitze klärende Arzneimittel

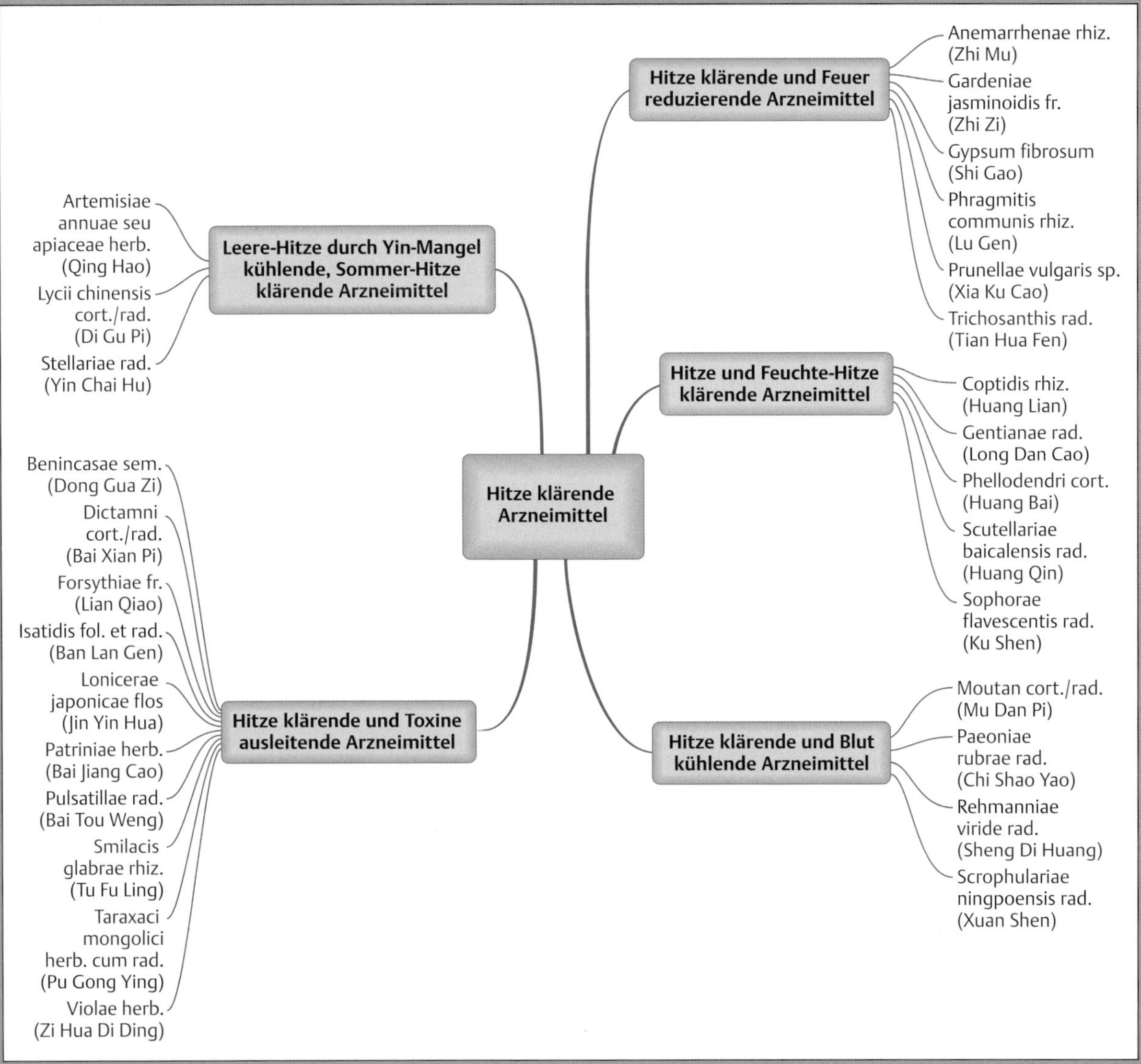

4.1 Hitze klärende und Feuer reduzierende Arzneimittel

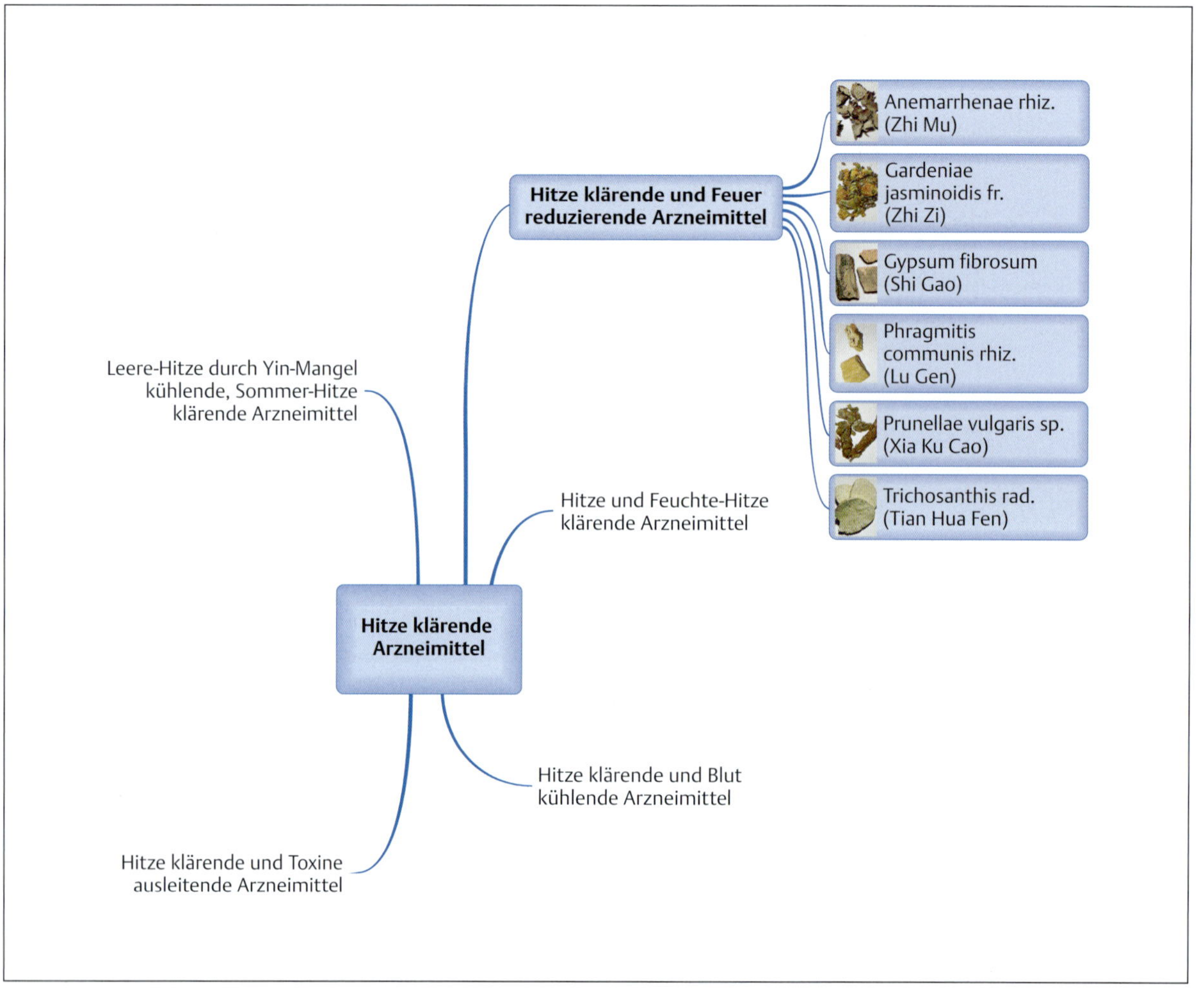

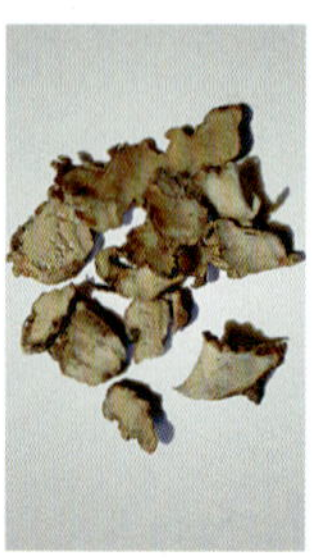

Anemarrhenae rhiz. (Zhi Mu)
Muttergedenkenwurzelstock

Geschmack: süß, bitter

Temperaturverhalten: kalt

Funktionskreis: Lunge, Magen, Niere

Wirkrichtung: in der Tiefe

Wirkung/Indikation:

- klärt Hitze und leitet Feuer ab
- nährt das Lungen-*Yin* und befeuchtet Trockenheit
- nährt das *Yin* und klärt Leere-Feuer
- erzeugt Flüssigkeiten und stillt Durst
- neutralisiert unerwünschte Wirkungen heißer Kräuter, entgiftet

Dosierung: 6 – 12 g

Kontraindikation: Diarrhö, Milz- und Magen-Mangel-Syndrome, Nieren-Schwäche

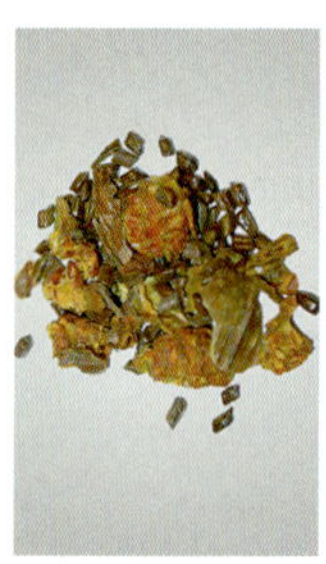

Gardeniae jasminoidis fr. (Zhi Zi)
Gardenienfrucht

Geschmack: bitter

Temperaturverhalten: kalt

Funktionskreis: Herz, Leber, Lunge, Magen, 3-Erwärmer

Wirkrichtung: absenkend

Wirkung/Indikation:

- klärt Hitze, leitet Feuer ab und lindert innere Unruhezustände
- leitet Feuchte-Hitze aus allen 3-Erwärmern nach unten aus
- klärt Hitze, kühlt das Blut und stillt Blutungen
- reduziert Schwellungen und lindert Schmerzen (bewegt Blutstagnation)
- klärt Feuer und Toxine

Dosierung: 3 – 9 g

Kontraindikation: weiche Stühle, Diarrhö durch Mangel-Kälte

Beachte

Diarrhö als Nebenwirkung möglich.

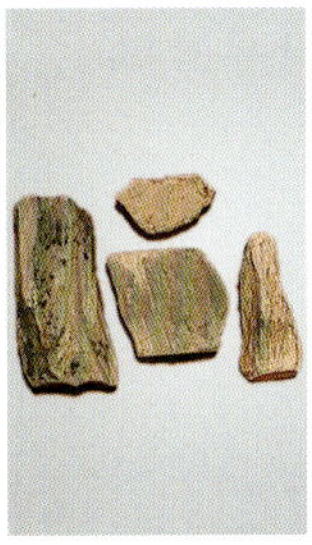

Gypsum fibrosum (Shi Gao) *Mineralischer Gips*

Geschmack: scharf, süß

Temperaturverhalten: sehr kalt

Funktionskreis: Lunge, Magen

Wirkrichtung: absenkend

Wirkung/Indikation:

- klärt Hitze, reduziert Feuer, beruhigt Reizbarkeit
- klärt Lungen-Hitze
- klärt Hitze und loderndes Feuer im Magen und in der Magen-Leitbahn, lindert Durst und Unruhe
- klärt Hitze und fördert die Heilung von Wunden und Geschwüren, Verbrennungen und Ekzemen

Dosierung: 15 – 60 g

Kontraindikation: *Qi*-, *Yin*-Mangel (mit und ohne Hitze-Syndrome), Milz-*Yang*-Mangel, Kälte im Magen

Toxizität

Keine Langzeitanwendung empfohlen.

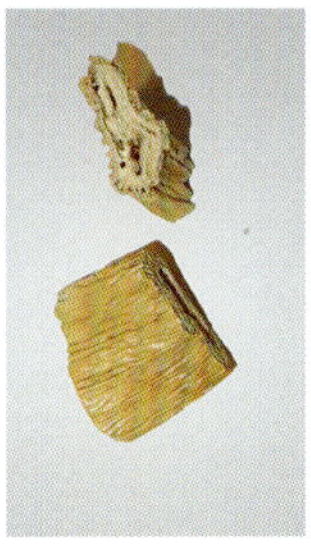

Phragmitis communis rhiz. (Lu Gen) *Schilfrohrwurzelstock*

Geschmack: süß

Temperaturverhalten: kalt

Funktionskreis: Lunge, Magen

Wirkrichtung: absenkend

Wirkung/Indikation:

- klärt Hitze, bildet Flüssigkeiten und beruhigt Unruhe
- klärt Magen-Hitze, reguliert das Magen-*Qi*, lindert Erbrechen
- klärt Lungen-Hitze, reguliert das Lungen-*Qi*
- klärt Hitze und fördert die Diurese bei Herzerkrankungen
- bringt Exantheme an die Oberfläche

Dosierung: 15 – 30 g (getrocknet), 30 – 60 g (frisch)

Kontraindikation: Milz- und Magen-Mangel-Syndrome

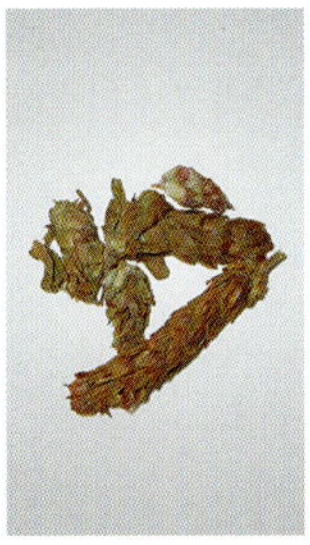

Prunellae vulgaris sp. (Xia Ku Cao) *Braunellenähre*

Geschmack: bitter, scharf

Temperaturverhalten: kalt

Funktionskreis: Leber, Gallenblase

Wirkrichtung: in der Tiefe

Wirkung/Indikation:

- klärt Leber-Feuer, erhellt die Augen
- klärt heißen Schleim, löst Stagnation und öffnet Schwellungen und subkutane Knoten
- senkt den Blutdruck

Dosierung: 9 – 15 g

Kontraindikation: Vorsicht bei Milz- und Magen-Mangel-Syndromen

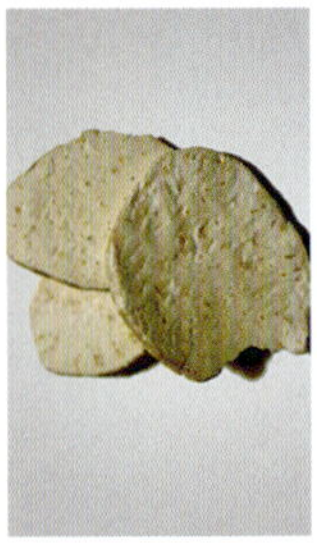

Trichosanthis rad. (Tian Hua Fen) Schlangenkürbiswurzel

Geschmack: bitter, leicht süß

Temperaturverhalten: kalt

Funktionskreis: Lunge, Magen

Wirkrichtung: absenkend

Wirkung/Indikation:

- klärt und drainiert Lungen-Hitze, wandelt Schleim um und bildet Flüssigkeiten
- klärt Magen-Hitze, löste Toxine und eliminiert Eiter (äußerlich als Pulver mit Essig)

Dosierung: 9 – 15 g

Kontraindikation: Verbot in der Schwangerschaft, bei Diarrhö, Mangel-Kälte von Milz und Magen

Toxizität

Unverträglich mit Aconiti rad. (Wu Tou) und Aconiti lateralis rad. praeparata (Fu Zi) sowie allen anderen Aconiti-Variationen. In sehr hohen Dosen leber- und nierentoxisch (Laborkontrolle!).

4.2 *Hitze und Feuchte-Hitze klärende Arzneimittel*

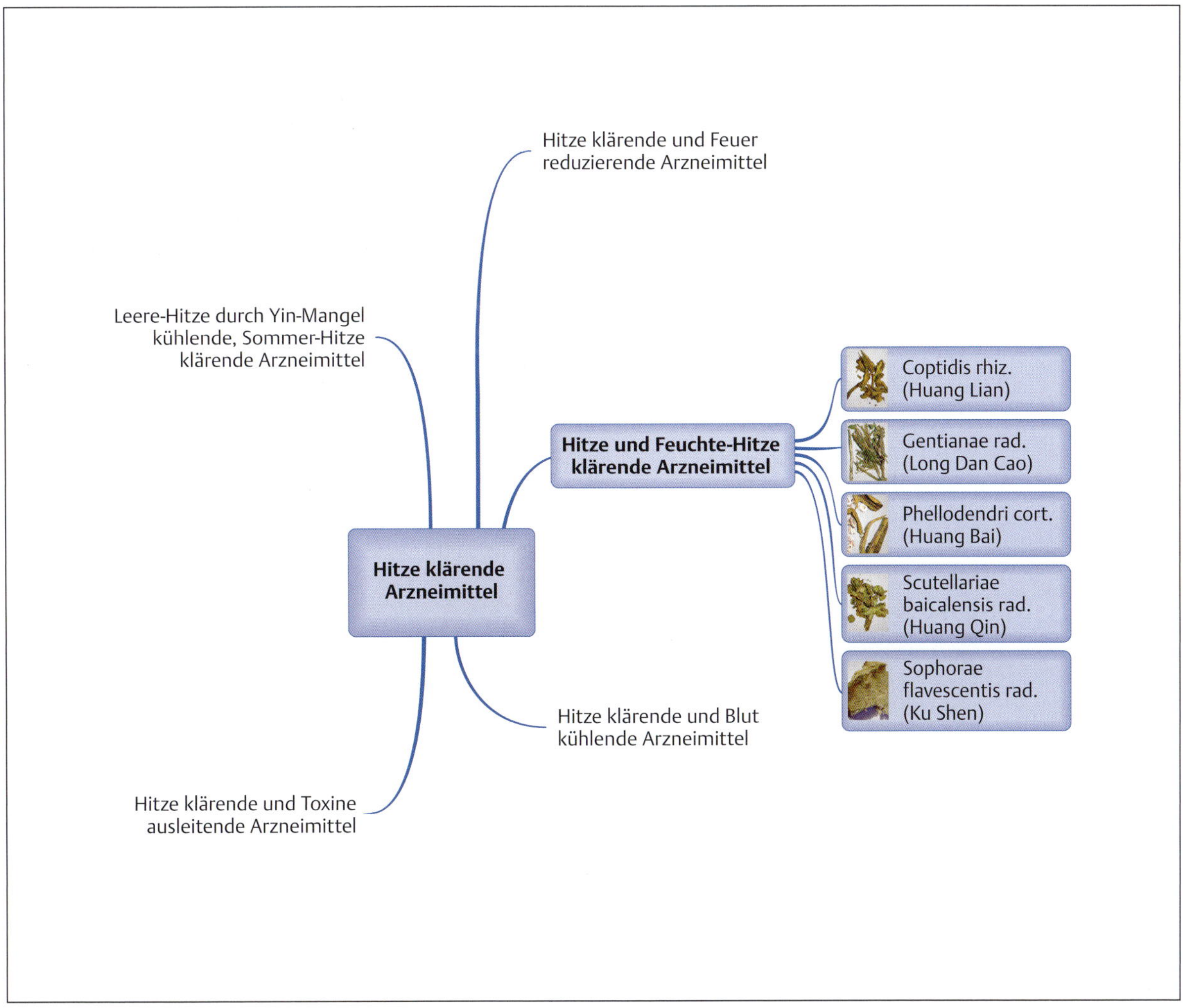

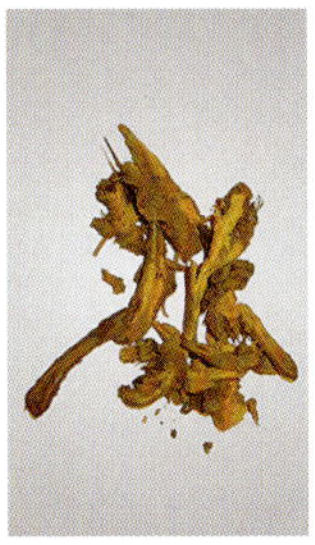

Coptidis rhiz. (Huang Lian) *Goldfadenwurzelstock*

Geschmack: bitter

Temperaturverhalten: kalt

Funktionskreis: Herz, Leber, Magen, Dickdarm

Wirkrichtung: absenkend

Wirkung/Indikation:

- klärt Feuchte-Hitze und trocknet Feuchtigkeit in Magen und Darm
- leitet Feuer ab
- entgiftet Feuer-Toxine
- klärt Hitze und Herz-Feuer
- stillt Blutungen

Dosierung: 1 – 9 g

Kontraindikation: *Yin*-Mangel-Syndrome, Diarrhö durch Milz- und Magenschwäche, Hitze bei Blut-Mangel, Übelkeit und Erbrechen durch Kälte

Toxizität

Vorsicht bei Langzeitanwendung (Schädigung von Milz und Magen)!

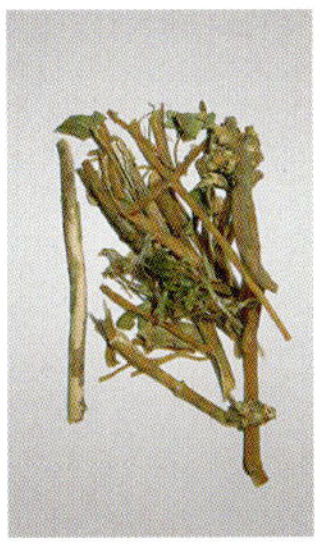

Gentianae rad. (Long Dan Cao) *Chinesische Enzianwurzel*

Geschmack: bitter

Temperaturverhalten: kalt

Funktionskreis: Leber, Gallenblase, Magen

Wirkrichtung: absenkend

Wirkung/Indikation:

- klärt Feuchte-Hitze aus Leber und Gallenblase
- bringt Leber-Feuer nach unten
- löst inneren Wind

Dosierung: 3 – 9 g

Kontraindikation: Milz- und Magen-Mangel-Syndrome mit Diarrhö, *Qi-* und Blut-Mangel

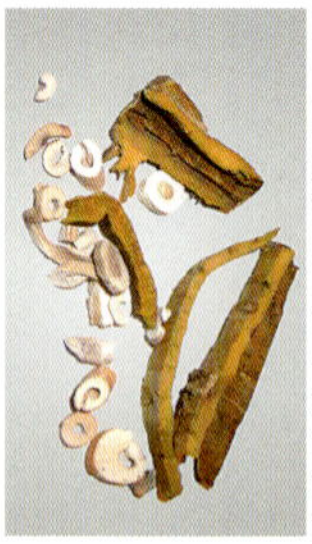

Phellodendri cort. (Huang Bai)
Korkbaumrinde

Geschmack: bitter

Temperaturverhalten: kalt

Funktionskreis: Niere, Blase, Dickdarm

Wirkrichtung: absenkend

Wirkung/Indikation:

- klärt Feuchte-Hitze und trocknet Feuchtigkeit (besonders im Unteren Erwärmer)
- reduziert Feuer und leitet Toxine aus, entgiftet
- klärt Leere-Hitze (Nieren-*Yin*-Mangel)

Dosierung: 3 – 9 g

Kontraindikation: Milz- und Nieren-*Yang*-Mangel-Syndrome

Toxizität

Vorsicht bei Langzeitanwendung (Schädigung von Milz und Magen)!

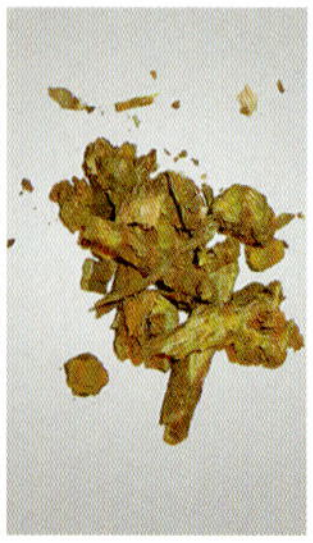

Scutellariae baicalensis rad. (Huang Qin)
Baikal-Helmkraut

Geschmack: bitter

Temperaturverhalten: kalt

Funktionsbereich: Lunge, Gallenblase, Magen, Dickdarm, Herz, Dünndarm

Wirkrichtung: absenkend

Wirkung/Indikation:

- klärt Feuchte-Hitze, leitet Feuer ab und trocknet Feuchtigkeit
- klärt Hitze, reduziert Feuer und eliminiert Toxine
- kühlt das Blut und stillt Blutungen
- beruhigt den Fetus

Dosierung: 3 – 12 g

Kontraindikation: Vorsicht bei Milz- und Magen-Mangel-Syndromen, Blut-Mangel mit abdominalem Schmerz, Ödemen, Diarrhö bei Nieren-Schwäche, Fülle-Kälte-Syndrome in der Schwangerschaft, Lungen-*Yin*-Mangel mit Leere-Hitze, Diarrhö durch Kälte in Milz und Magen

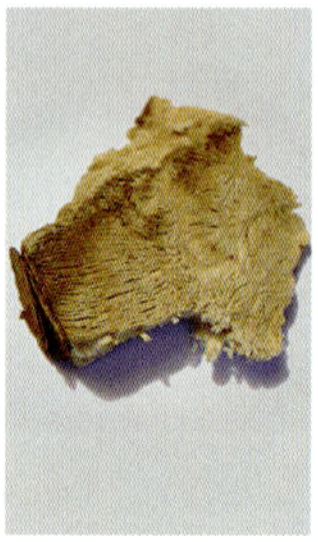

Sophorae flavescentis rad. (Ku Shen)
Schnurbaumwurzel

Geschmack: bitter

Temperaturverhalten: kalt

Funktionskreis: Herz, Leber, Magen, Dickdarm, Blase

Wirkrichtung: absenkend

Wirkung/Indikation:

- klärt Feuchte-Hitze und trocknet Feuchtigkeit
- zerstreut Wind, tötet Parasiten und lindert Hautjuckreiz
- klärt Hitze und fördert die Diurese

Dosierung: 3 – 10 g

Kontraindikation: Kälte-Syndrome von Milz und Magen

Toxizität

Inkompatibel mit Veratri nigri rad. et rhiz. (Li Lu).

4.3 Hitze klärende und Blut kühlende Arzneimittel

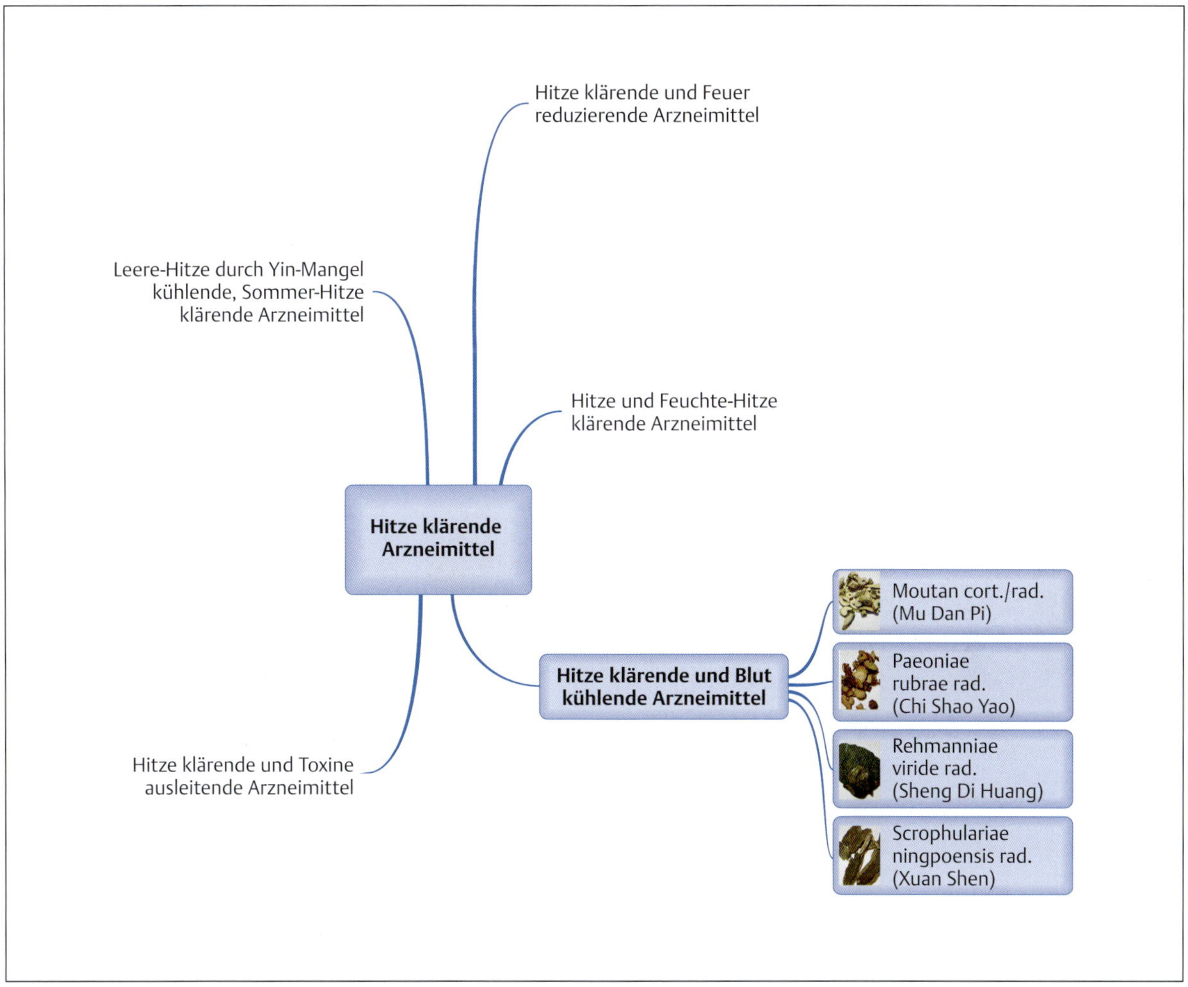

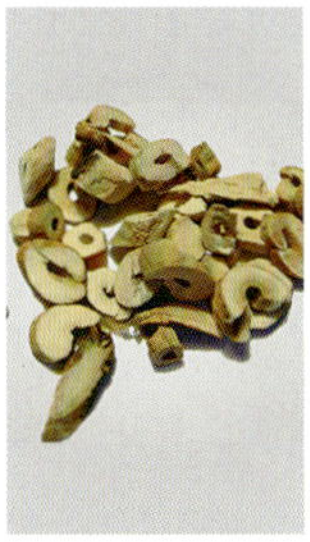

Moutan cort./rad. (Mu Dan Pi) *Strauchpäonienwurzelrinde*

Geschmack: bitter, scharf

Temperaturverhalten: leicht kalt

Funktionskreis: Herz, Leber, Nieren

Wirkrichtung: absenkend

Wirkung/Indikation:

- klärt Hitze und kühlt das Blut
- harmonisiert das Blut und klärt Leere-Hitze (loderndes Leber-Feuer)
- bewegt das Blut und löst Blutstagnation
- leitet Eiter aus und reduziert Schwellungen

Dosierung: 6 – 12 g

Kontraindikation: mit Vorsicht in der Schwangerschaft, nicht bei starker Regelblutung, *Yin*-Mangel-Syndromen mit übermäßigem Schwitzen, Kälte-Zuständen

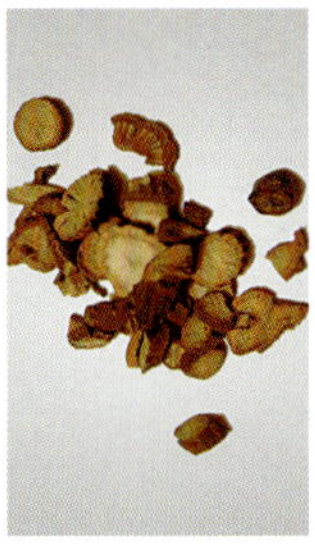

Paeoniae rubrae rad. (Chi Shao Yao) *Rote Pfingstrosenwurzel*

Geschmack: bitter, sauer

Temperaturverhalten: kühl

Funktionskreis: Leber, Milz

Wirkrichtung: in der Tiefe

Wirkung/Indikation:

- klärt Hitze und kühlt das Blut
- bewegt das Blut, löst Blutstagnation, lindert Schmerzen
- reduziert Schwellungen (Abszesse, Geschwüre)
- klärt (Leber-) Feuer und lindert schmerzende Augen (Rötung, Schwellung)

Dosierung: 6 – 15 g

Toxizität

Inkompatibel mit Veratri nigri rad. et rhiz. (Li Lu).

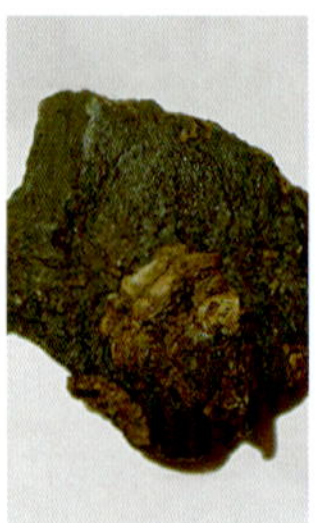

Rehmanniae viride rad. (Sheng Di Huang) Braunwurzgewächs

Geschmack: süß, bitter

Temperaturverhalten: kalt

Funktionskreis: Herz, Leber, Nieren

Wirkrichtung: in der Tiefe

Wirkung/Indikation:

- klärt Hitze und kühlt das Blut
- nährt das *Yin* und fördert die Produktion von Körperflüssigkeiten
- kühlt Herz-Feuer, das nach oben lodert

Dosierung: 9 – 30 g

Kontraindikation: Schleim-Feuchtigkeitsretentions-Syndrome, Milz-Mangel-Syndrome (Blähungen, Diarrhö), Schwangerschaft mit Blut-, Milz- oder Magen-*Qi*-Mangel

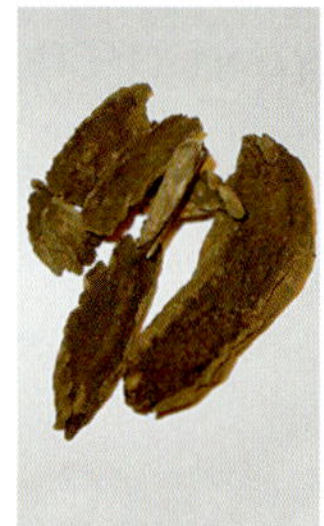

Scrophulariae ningpoensis rad. (Xuan Shen) Ningpo-Braunwurzwurzel

Geschmack: bitter, süß, salzig

Temperaturverhalten: kalt

Funktionskreis: Lunge, Magen, Niere

Wirkrichtung: in der Tiefe

Wirkung/Indikation:

- klärt Hitze, kühlt das Blut und nährt das *Yin* (klärt Unruhe)
- beseitigt Feuer und Toxine, erweicht und löst subkutane Verhärtungen

Dosierung: 9 – 15 g

Kontraindikation: Diarrhö durch Milz-Mangel-Syndrom, Feuchtigkeitsretention und Kälte in Milz und Magen

Toxizität

Inkompatibel mit Veratri nigri rad. et rhiz. (Li Lu).

4.4 Hitze klärende und Toxine ausleitende Arzneimittel

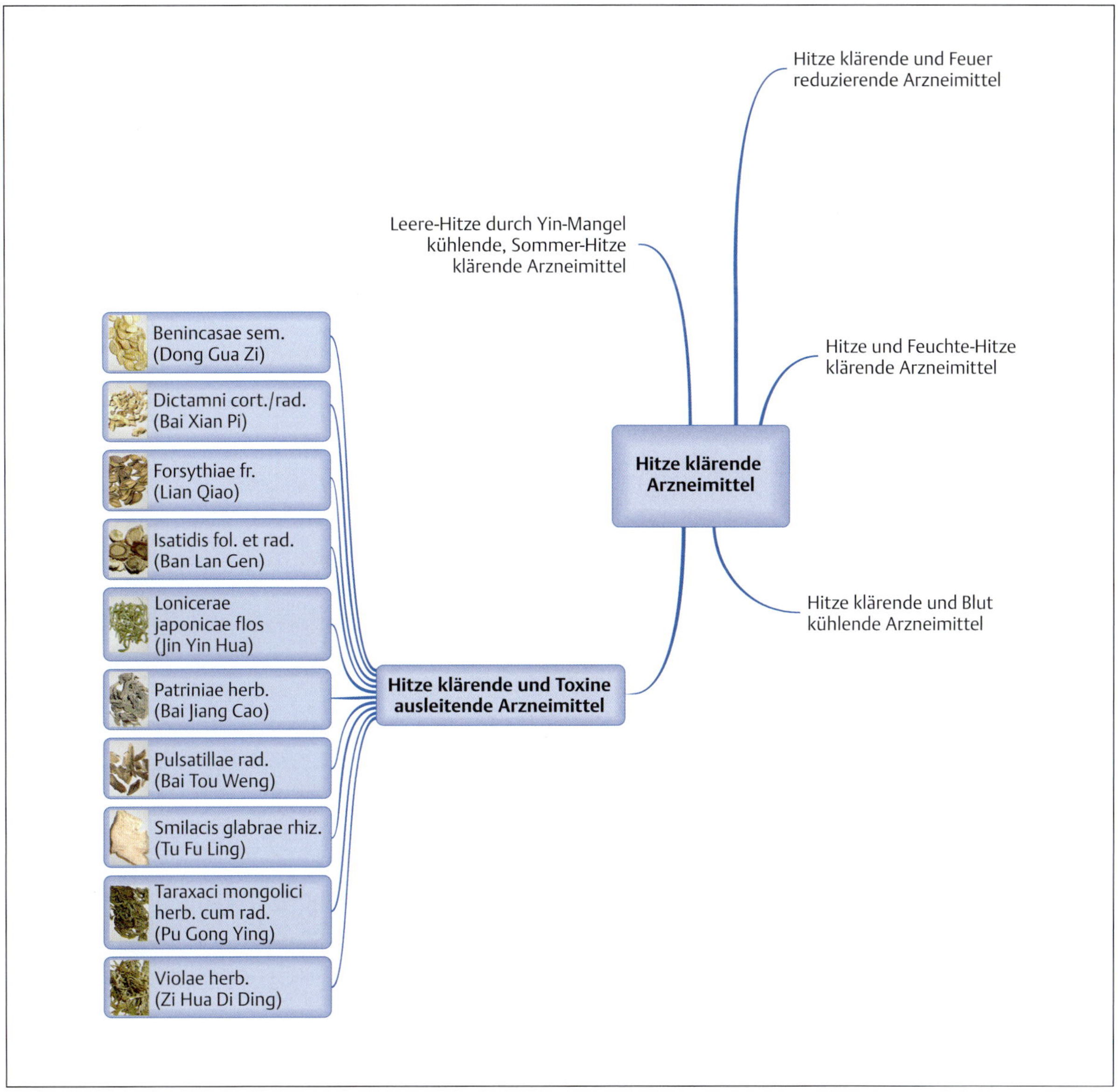

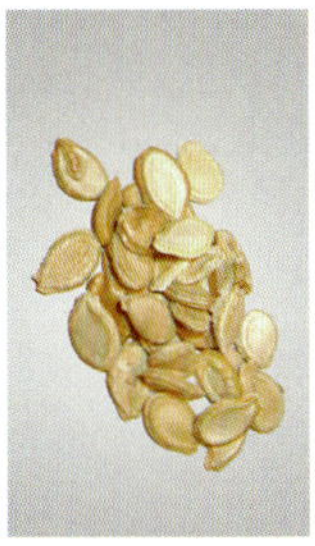

Benincasae sem. (Dong Gua Zi)
Rauer Wachskürbissamen

Geschmack: süß

Temperaturverhalten: kalt

Funktionskreis: Lunge, Magen, Dickdarm, Dünndarm

Wirkrichtung: absenkend

Wirkung/Indikation:

- klärt Hitze, zerteilt Schleim und leitet Eiter aus
- klärt Hitze und fördert die Diurese durch Ausleiten von Feuchtigkeit aus dem Unteren Erwärmer

Dosierung: 3 – 12 g

Kontraindikation: Diarrhö und Feuchte-Kälte-Syndrome von Milz und Magen

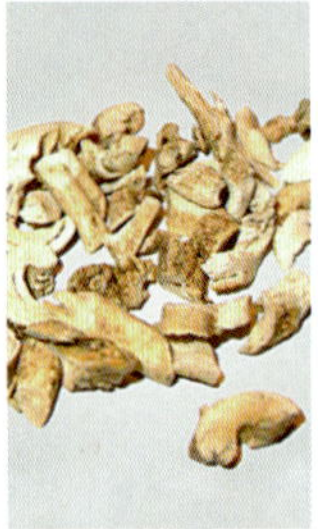

Dictamni cort./rad. (Bai Xian Pi)
Dictamwurzelrinde

Geschmack: bitter

Temperaturverhalten: kalt

Funktionskreis: Milz, Magen, Blase, Dünndarm

Wirkrichtung: absenkend

Wirkung/Indikation:

- klärt Hitze, leitet Feuer-Toxine und Wind aus
- klärt Feuchte-Hitze, lindert Hautjuckreiz

Dosierung: 6 – 9 g

Kontraindikation: Mangel-Kälte-Syndrome von Milz und Magen

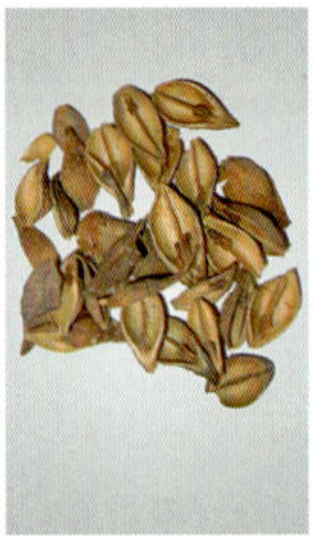

Forsythiae fr. (Lian Qiao)
Forsythienfrucht

Geschmack: bitter, leicht scharf

Temperaturverhalten: kühl

Funktionsbereich: Herz, Lunge, Gallenblase

Wirkrichtung: emporhebend

Wirkung/Indikation:

- klärt Hitze und leitet Toxine aus
- vertreibt äußere Wind-Hitze
- zerteilt Schwellungen und löst Knoten, fördert die Diurese

Dosierung: 6 – 15 g

Kontraindikation: Diarrhö bei Milz- und Magen-Syndromen, Fieber, offene Karbunkel, Kälte/*Yin*-Ulzerationen

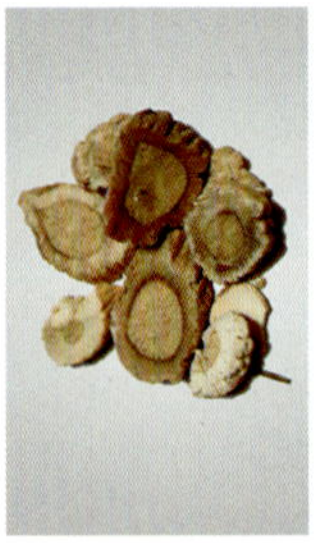

Isatidis fol. et rad. (Da Qing Ye et Ban Lan Gen)
Färberwaidblätter und -wurzel

Geschmack: bitter

Temperaturverhalten: sehr kalt

Funktionskreis: Herz, Lunge, Magen

Wirkrichtung: in der Tiefe

Wirkung/Indikation:

- klärt Hitze und leitet Toxine aus
- kühlt das Blut, lindert Halsentzündungen (Wurzel) und eliminiert Makula

Dosierung: 6 – 15 g

Kontraindikation: schwacher Allgemeinzustand, keine Infektzeichen, Diarrhö bei Leere-Kälte von Milz und Magen

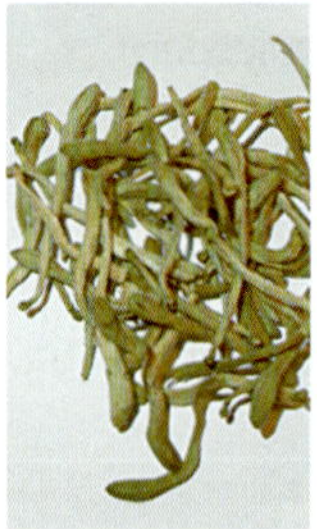

Lonicerae japonicae flos (Jin Yin Hua)
Japanische Geißblattblüte

Geschmack: süß

Temperaturverhalten: kalt

Funktionskreis: Lunge, Magen, Dickdarm

Wirkrichtung: emporhebend

Wirkung/Indikation:

- klärt Hitze, entgiftet und leitet Toxine aus
- behandelt Diarrhö und Dysenterie (klärt Feuchte-Hitze im Unteren Erwärmer)
- klärt äußere Wind-Hitze

Dosierung: 10 – 20 g

Kontraindikation: Diarrhö bei Milz- und Magen-Syndromen

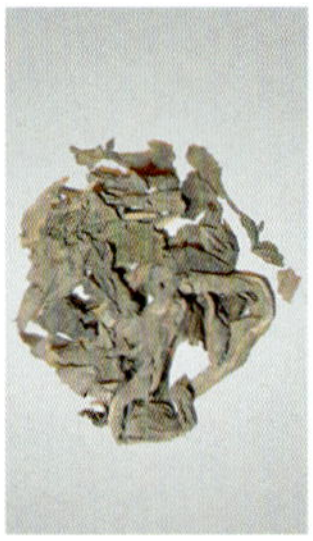

Patriniae herb. (Bai Jiang Cao)
Täschelkraut

Geschmack: bitter, scharf

Temperaturverhalten: kühl

Funktionskreis: Magen, Dickdarm, Leber

Wirkrichtung: emporhebend

Wirkung/Indikation:

- klärt Hitze, leitet Toxine und Eiter aus, entgiftet und desinfiziert
- bewegt Blut-Stase und lindert Schmerzen

Dosierung: 3 – 10 g

Kontraindikation: Milz- und Magen-Kälte-Syndrome

Toxizität

Überdosierung kann Übelkeit und Schwindel verursachen.

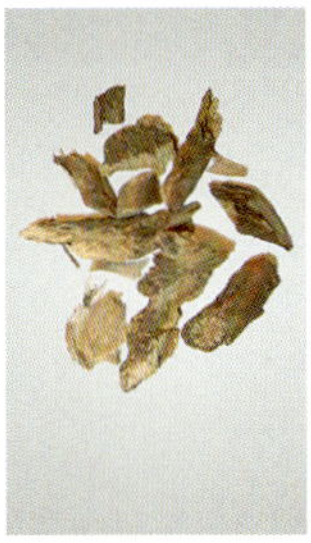

Pulsatillae rad. (Bai Tou Weng)
Chinesische Anemonenwurzel

Geschmack: bitter

Temperaturverhalten: kalt

Funktionskreis: Magen, Dickdarm, Leber

Wirkrichtung: in der Tiefe

Wirkung/Indikation:

- klärt Hitze, leitet Toxine aus, kühlt das Blut

Dosierung: 6 – 15 g

Kontraindikation: Diarrhö oder Dysenterie durch *Qi*-Mangel-Syndrome von Milz und Magen

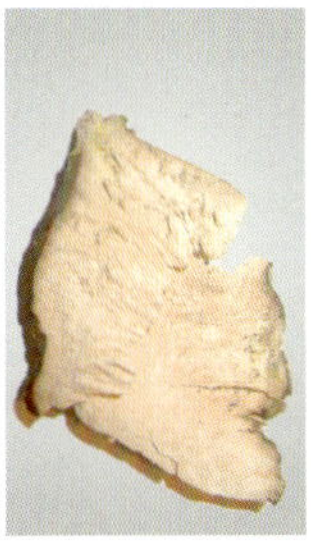

Smilacis glabrae rhiz. (Tu Fu Ling)
Stechwindenwurzelstock

Geschmack: süß, geschmacklos

Temperaturverhalten: neutral

Funktionskreis: Leber, Magen

Wirkrichtung: absenkend

Wirkung/Indikation:

- eliminiert toxische Hitze
- eliminiert Feuchte-Hitze aus der Haut
- fördert die Diurese

Dosierung: 15 – 30 g

Kontraindikation: Vorsicht bei Nieren- und Leber-*Yin*-Mangel

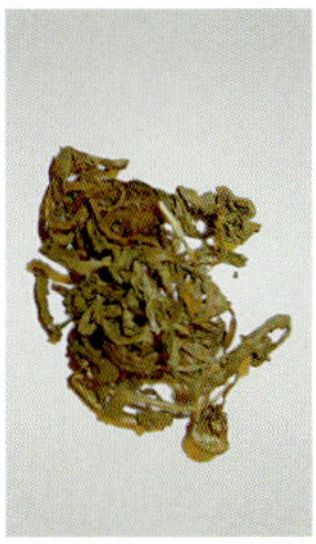

Taraxaci mongolici herb. cum rad. (Pu Gong Ying)
Mongolisches Löwenzahnkraut und -wurzel

Geschmack: bitter, süß

Temperaturverhalten: kalt

Funktionskreis: Magen, Leber

Wirkrichtung: in der Tiefe

Wirkung/Indikation:

- klärt Hitze und leitet (Feuer-) Toxine aus
- reduziert Abszesse und löst Verknotungen
- leitet Feuchte-Hitze aus
- fördert die Diurese und unterstützt das Stillen

Dosierung: 10 – 30 g

Kontraindikation: Milz- und Magen-Kälte-Syndrome, Geschwüre oder Karbunkel ohne Rötung und Schmerz

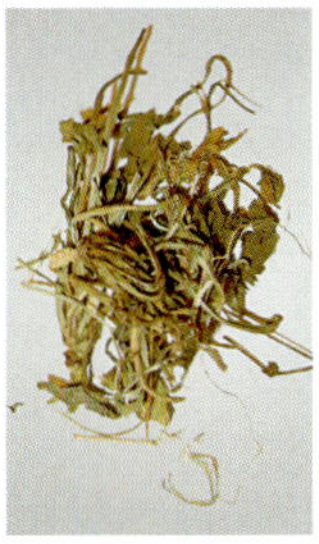

Violae herb. (Zi Hua Di Ding)
Wildes chinesisches Veilchenkraut

Geschmack: bitter, scharf

Temperaturverhalten: kalt

Funktionskreis: Herz, Leber

Wirkrichtung: in der Tiefe

Wirkung/Indikation:

- klärt Hitze, leitet (Feuer-) Toxine aus und klärt Hautläsionen (Geschwüre)

Dosierung: 6 – 12 g (getrocknet), 6 – 30 g (frisch)

Kontraindikation: Milz- und Magen-Kälte-Syndrome

4.5 Leere-Hitze durch Yin-Mangel kühlende, Sommer-Hitze klärende Arzneimittel

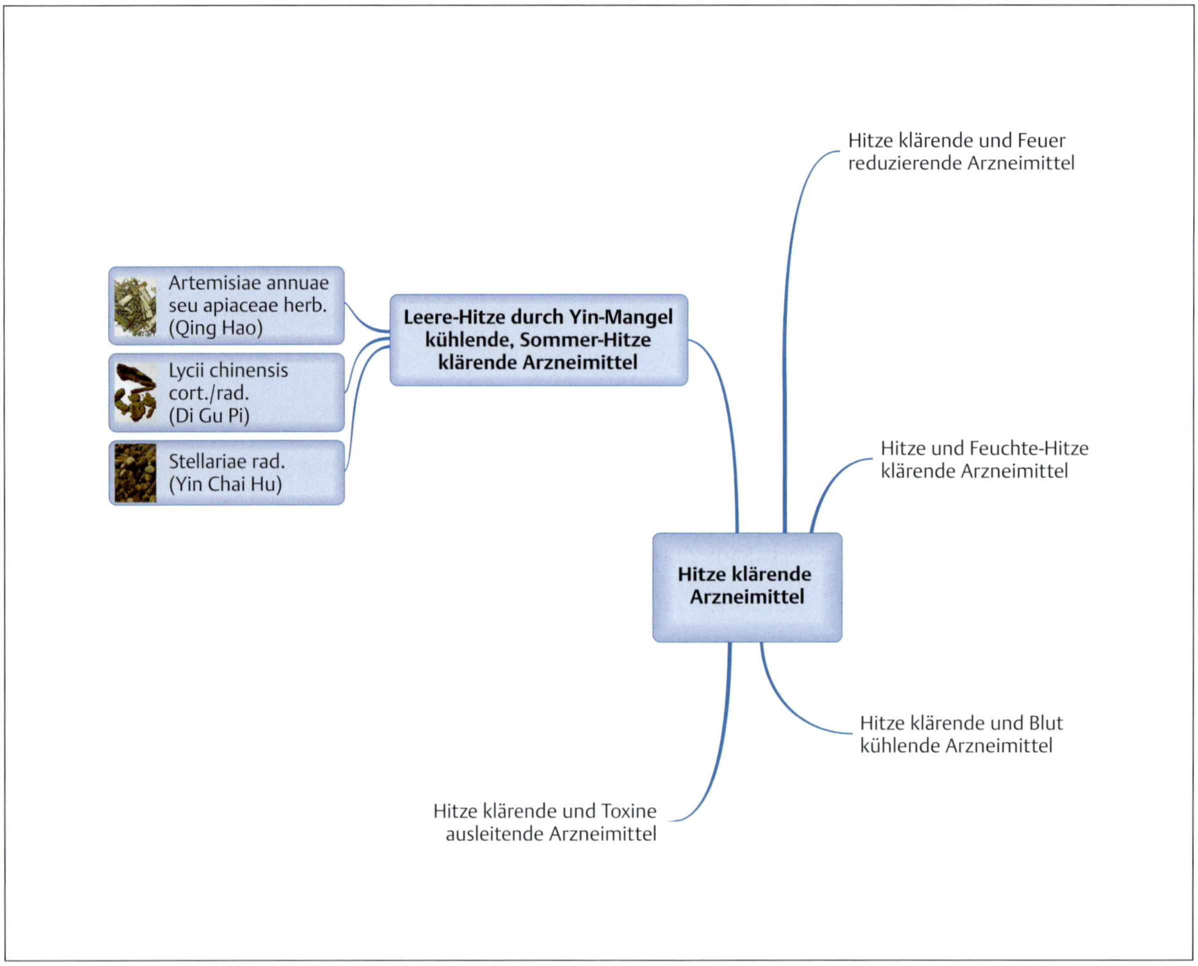

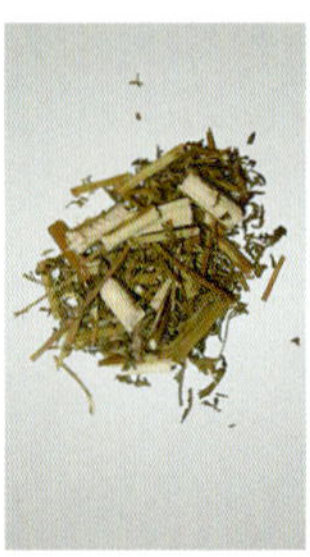

Artemisiae annuae seu apiaceae herb. (Qing Hao)
Einjähriges Beifußkraut

Geschmack: bitter, scharf

Temperaturverhalten: kalt

Funktionskreis: Leber, Gallenblase, Magen

Wirkrichtung: in der Tiefe

Wirkung/Indikation:

- klärt Hitze und behandelt Malaria
- klärt Leere-Hitze durch *Yin*-Mangel
- kühlt das Blut und stillt Blutungen
- klärt Sommer-Hitze und Feuchte-Hitze
- klärt Leber-Hitze und erhellt die Augen

Dosierung: 3 – 10 g

Kontraindikation: Diarrhö durch Kälte-Syndrome von Milz und Magen, mit Vorsicht bei Frauen im Wochenbett, Blut-Mangel oder Mangel-Kälte-Syndromen von Milz und Magen

Beachte

Nicht länger als 10 Minuten kochen.

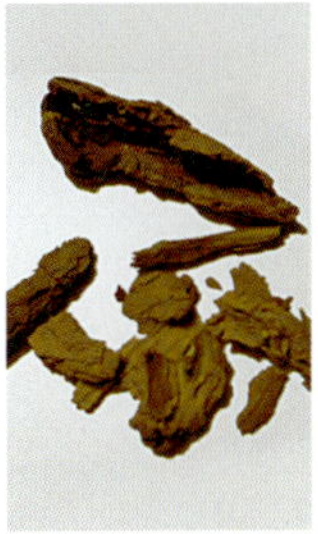

Lycii chinensis cort./rad. (Di Gu Pi) *Bocksdornwurzelrinde*

Geschmack: süß

Temperaturverhalten: kalt

Funktionskreis: Lunge, Niere, Leber

Wirkrichtung: in der Tiefe

Wirkung/Indikation:

- unterdrückt Leere-Feuer (Knochendampfen/Fiebergefühl in den Knochen)
- klärt Lungen-Hitze, erleichtert Husten
- klärt Hitze, kühlt Blut und stillt Blutungen

Dosierung: 6 – 15 g

Kontraindikation: Magen- und Milz-Mangel-Syndrome, äußere Wind-Kälte- oder Wind-Hitze-Zustände durch pathogene Faktoren

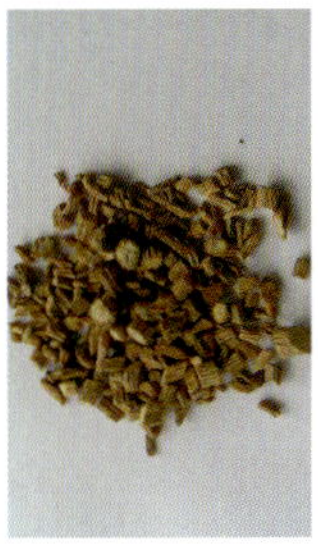

Stellariae rad. (Yin Chai Hu) *Vogelmierenwurzel*

Geschmack: süß

Temperaturverhalten: kühl

Funktionskreis: Leber, Magen, Nieren

Wirkrichtung: absenkend

Wirkung/Indikation:

- klärt Leere-Hitze durch *Yin*-Mangel und kühlt das Blut (Knochendampfen/Fiebergefühl in den Knochen)
- klärt Hitze bei Kindern, die durch eine Fehlernährung verursacht ist

Dosierung: 3 – 15 g

Kontraindikation: äußere Wind-Kälte, Blut-Mangel oder Hitze-Zeichen

5 Gruppe 3: Arzneimittel zur Regulation des Stuhlgangs

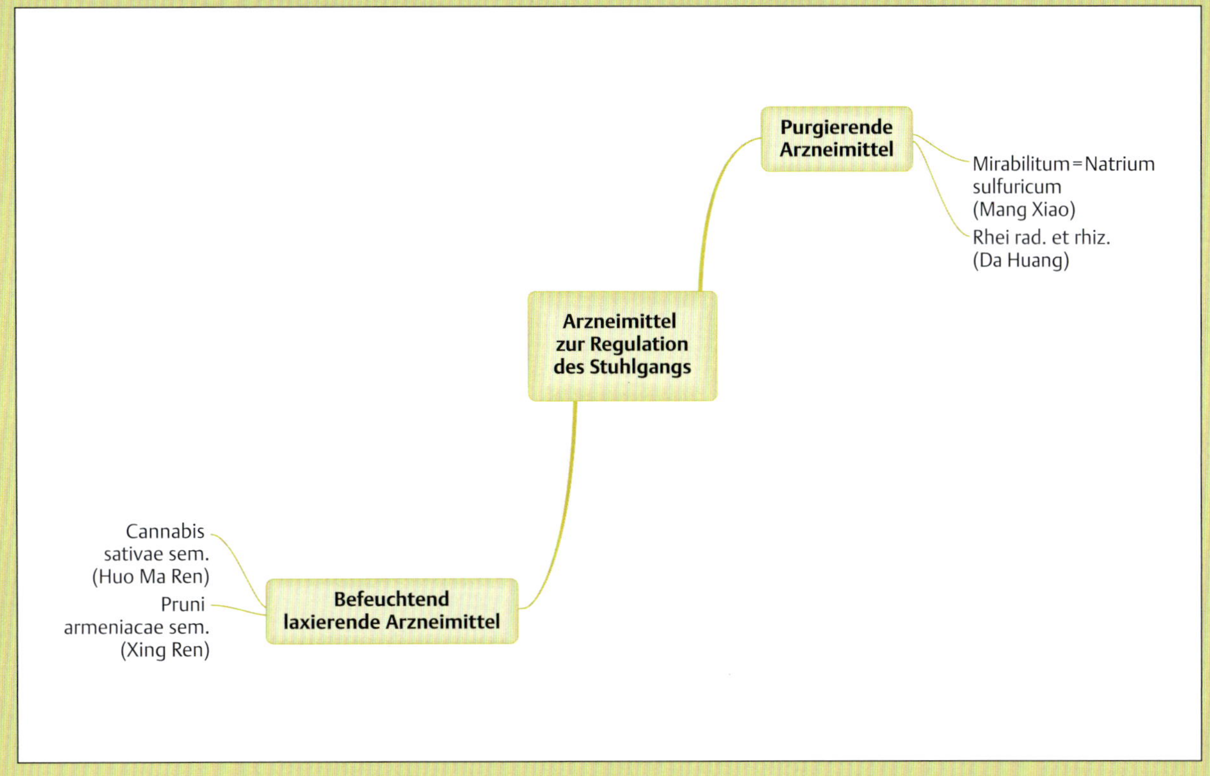

5.1 Purgierende Arzneimittel

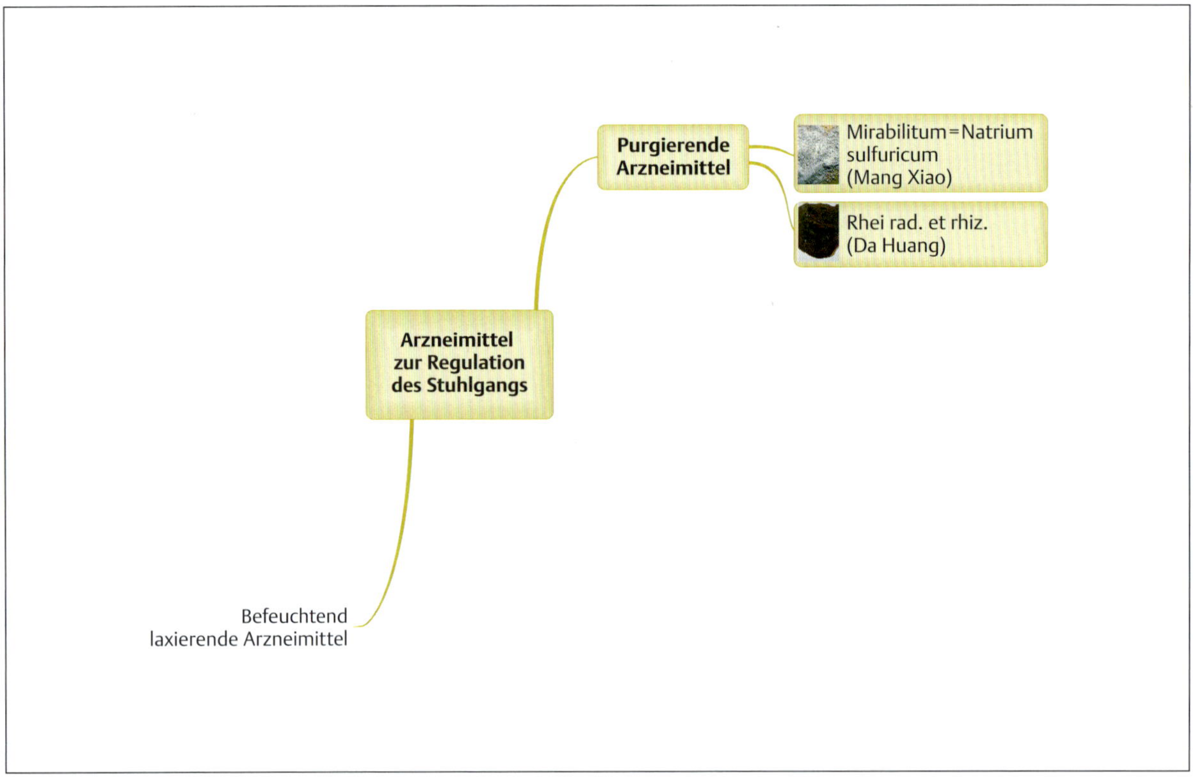

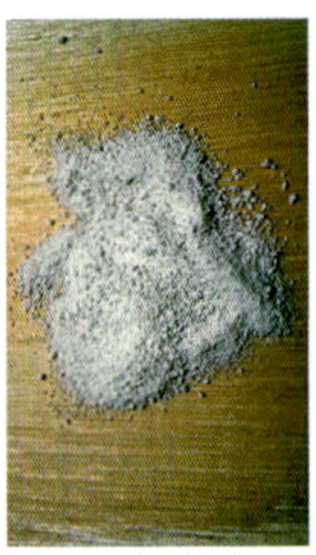

Mirabilitum = Natrium sulfuricum (Mang Xiao)
Glaubersalz

Geschmack: salzig, bitter, scharf

Temperaturverhalten: sehr kalt

Funktionskreis: Lunge, Magen, Dickdarm

Wirkrichtung: absenkend

Wirkung/Indikation:

- befeuchtet Trockenheit, erweicht Hartes, fördert den Stuhlgang
- klärt Hitze und leitet Hitze und Toxine aus, reduziert Schwellungen durch *Qi*- und Blut-Stagnation

Dosierung: 3 – 15 g

Kontraindikation: Verbot in der Schwangerschaft, bei fehlender pathogener Fülle-Hitze, Milz- und Magen-Kälte-Mangel-Syndromen, älteren und schwachen Patienten, im Wochenbett, während der Menstruation

Toxizität

Inkompatibel mit Sparganii rhiz. (San Leng) und Sulfur (Liu Huang).

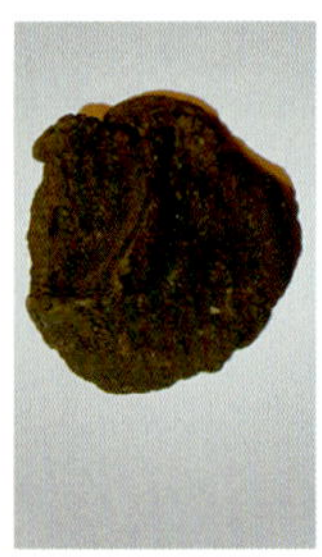

Rhei rad. et rhiz. (Da Huang)
Rhabarberwurzelstock

Geschmack: bitter

Temperaturverhalten: kalt

Funktionskreis: Milz, Magen, Dickdarm, Leber, Perikard

Wirkrichtung: absenkend

Wirkung/Indikation:

- löst Ansammlungen durch Ausleiten nach unten und bewegt den Stuhlgang
- Hitze im Blut kühlend und Feuer ausleitend
- klärt Hitze und leitet Toxine aus
- bewegt das Blut und bricht Blut-Stasen auf
- klärt Feuchte-Hitze und fördert den Harnfluss

Dosierung: 1 – 12 g

Kontraindikation: Verbot in der Schwangerschaft, nicht bei Erkrankungen durch *Qi*- oder Blut-Mangel, Milz- und Magen-Kälte-Mangel-Syndromen, fehlenden Zeichen für Verstopfung und Blut-Stase, mit Vorsicht im Wochenbett und in der Stillzeit, während der Menstruation und bei Kindern unter 12 Jahren

Beachte

Kochdauer beeinflusst die Wirkung!

5.2 Befeuchtend laxierende Arzneimittel

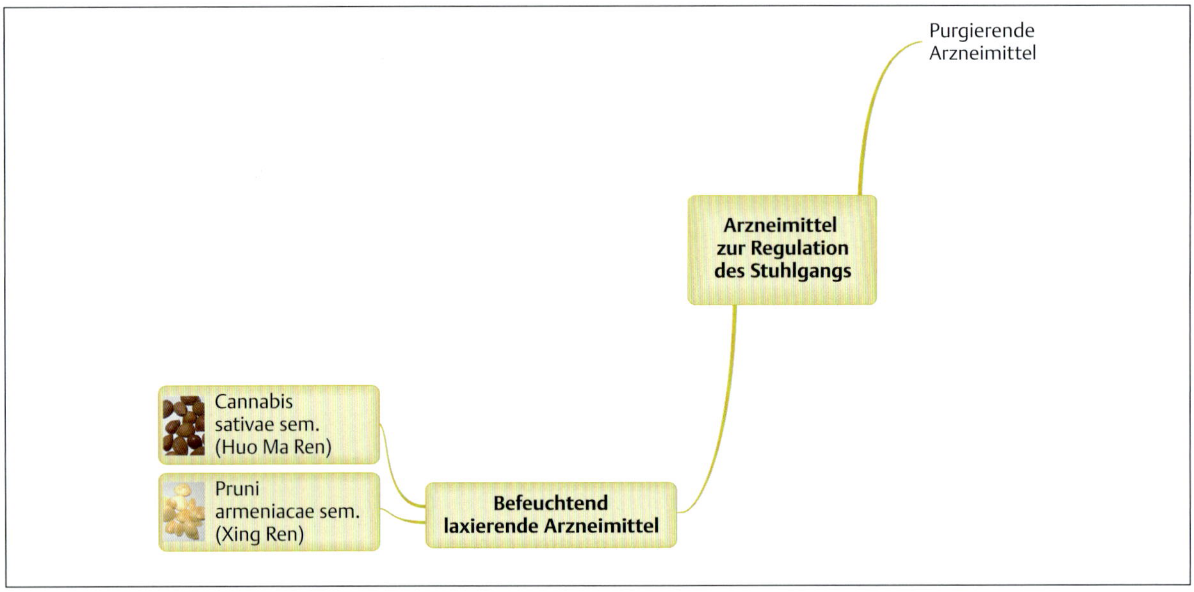

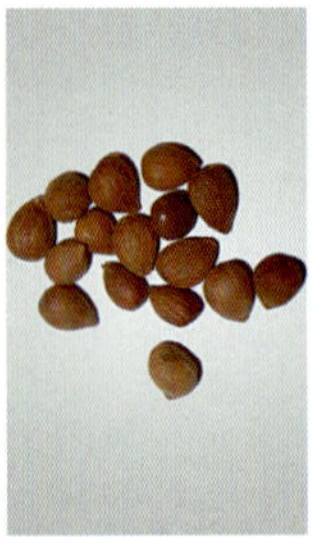

Cannabis sativae sem. (Huo Ma Ren) Hanfsamen

Geschmack: süß

Temperaturverhalten: neutral

Funktionskreis: Milz, Dickdarm, Magen

Wirkrichtung: in der Tiefe

Wirkung/Indikation:

- nährt und befeuchtet die Därme
- befeuchtet Trockenheit, ergänzt die Säfte, nährt das *Yin* und lindert Obstipation
- klärt Hitze und fördert die Wundheilung

Dosierung: 9 – 15 g

Toxizität

Inkompatibel mit Ostreae concha (Mu Li), Cynanchii rad. (Bai Wei) und Poria alba scl. (Fu Ling). Überdosierung kann zu Übelkeit, Erbrechen, Diarrhö, Taubheit der Extremitäten bis hin zum Koma führen.

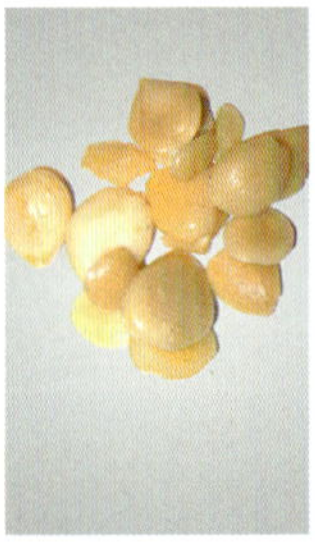

Pruni armeniacae sem. (Xing Ren) Bittere Aprikosensamen

Geschmack: süß, bitter, scharf

Temperaturverhalten: warm

Funktionskreis: Lunge, Dickdarm

Wirkrichtung: absenkend

Wirkung/Indikation:

- befeuchtet die Därme und fördert den Stuhlgang
- reguliert die Wasserzirkulation und reduziert Ödeme
- stillt Husten und lindert Atemnot

Dosierung: 3 – 10 g

Kontraindikation: Diarrhö

Toxizität

Vorsichtige Anwendung bei Kindern!

5.3 Stark Wasser ausleitende Arzneimittel

Aufgrund der geringen Praxisrelevanz wird diese Gruppe nicht dargestellt.

6 Gruppe 4: Arzneimittel, die Wind-Feuchtigkeit vertreiben

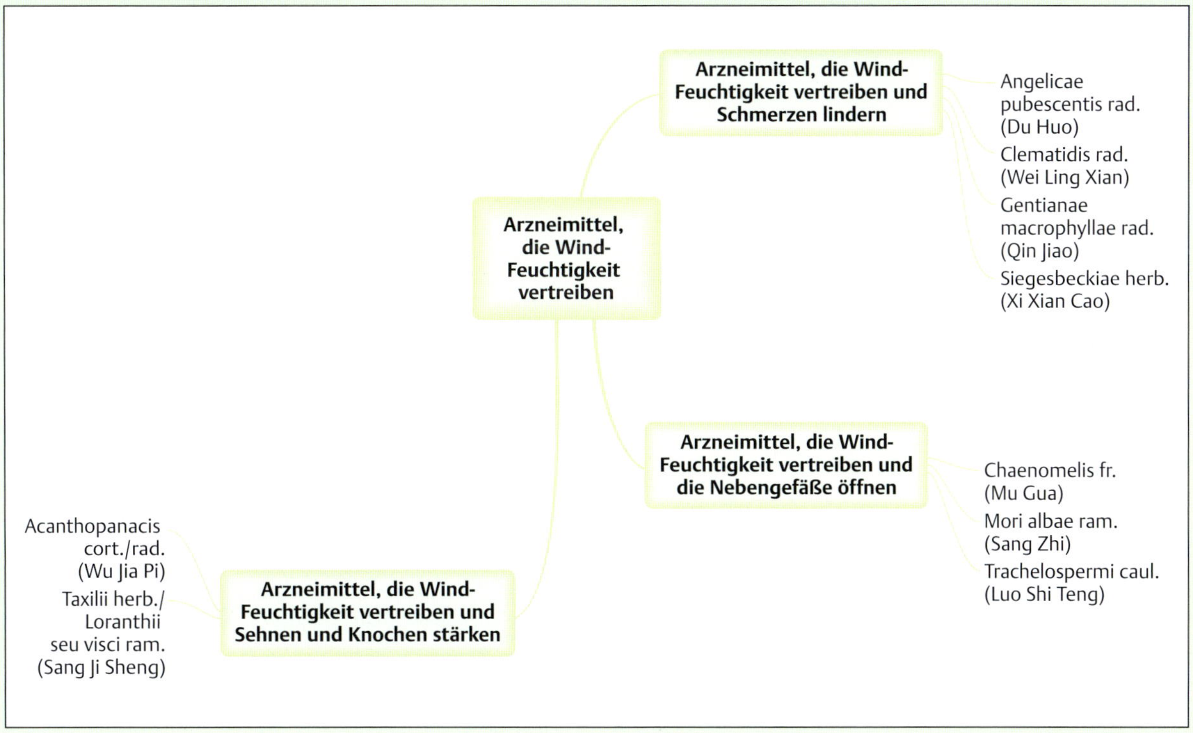

6.1 Arzneimittel, die Wind-Feuchtigkeit vertreiben und Schmerzen lindern

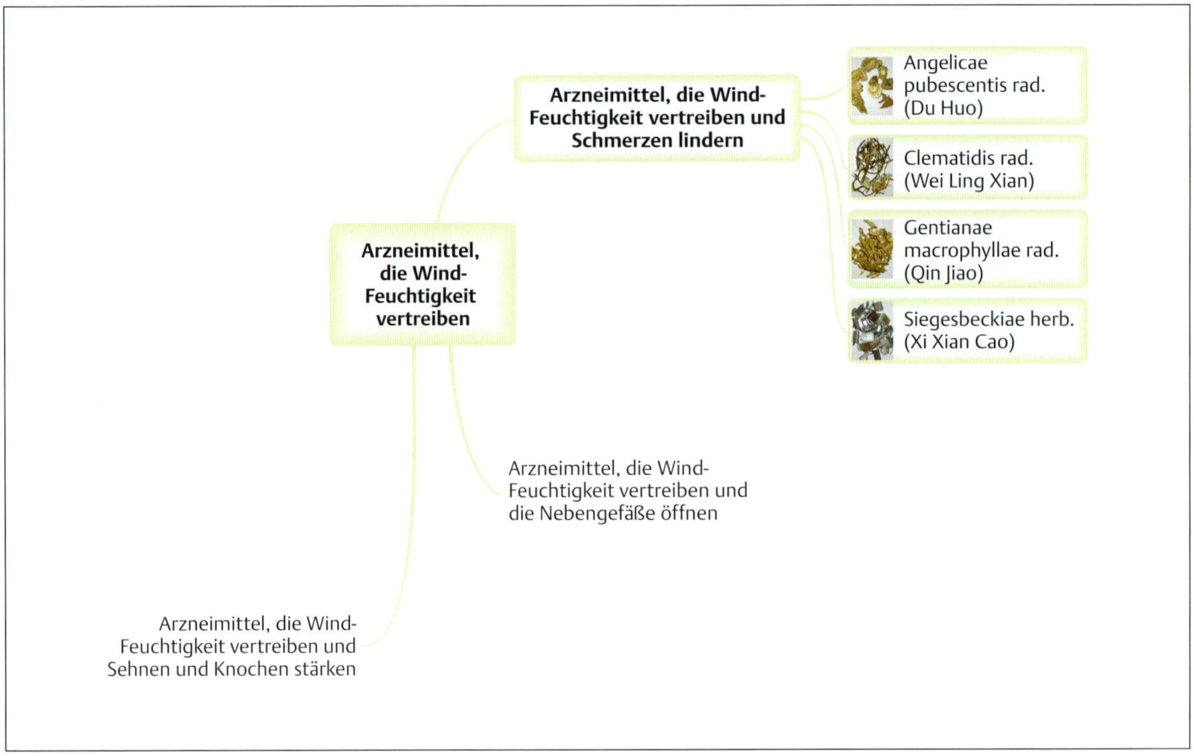

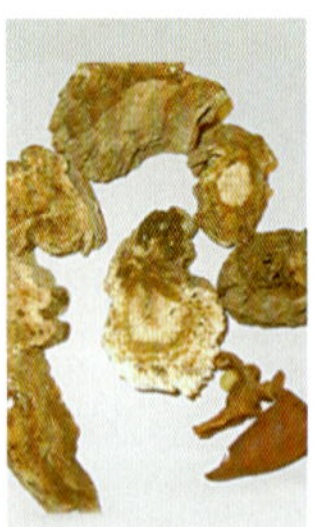

Angelicae pubescentis rad. (Du Huo) Angelica-Pubescens-Wurzel/ Engelwurz

Geschmack: scharf, bitter

Temperaturverhalten: warm

Funktionskreis: Leber, Niere, Blase

Wirkrichtung: in der Tiefe

Wirkung/Indikation:

- vertreibt Wind-Feuchtigkeit und lindert Schmerzen
- öffnet die Oberfläche und vertreibt Wind-Kälte-Feuchtigkeit
- behandelt das *Shao-Yin*-Stadium (Kopf- und Zahnschmerzen)

Dosierung: 3 – 9 g

Kontraindikation: *Yin*-Mangel mit Hitze-Symptomen, Blut-Mangel mit Obstruktionen, innerer Leber-Wind

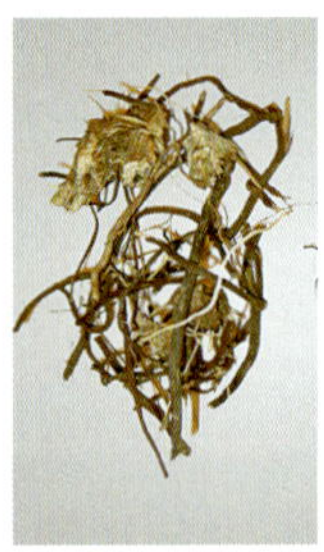

Clematidis rad. (Wei Ling Xian) Chinesische Waldrebenwurzel

Geschmack: scharf, salzig

Temperaturverhalten: warm

Funktionskreis: Blase

Wirkrichtung: emporhebend

Wirkung/Indikation:

- vertreibt Wind-Feuchtigkeit, öffnet die Leitbahnen und die Nebengefäße, lindert Schmerzen (Präparation mit Wein)
- zirkuliert das *Qi* und leitet Schleim und pathogene Wasseransammlungen aus
- löst Fischgräten auf, die im Hals stecken geblieben sind

Dosierung: 3 – 9 g

Kontraindikation: *Qi*- und Blut-Schwäche mit Obstruktionen, allgemeine Schwäche

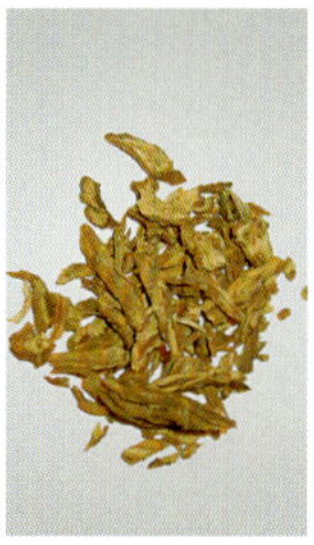

Gentianae macrophyllae rad. (Qin Jiao) Großblättrige Enzianwurzel

Geschmack: bitter, scharf

Temperaturverhalten: kühl, neutral

Funktionskreis: Magen, Leber, Gallenblase

Wirkrichtung: in der Tiefe

Wirkung/Indikation:

- vertreibt Wind-Feuchtigkeit, entspannt die Sehnen, öffnet die Leitbahnen und Nebengefäße
- klärt Leere-Hitze
- leitet Feuchte-Hitze aus und lindert Ikterus
- befeuchtet den Darm und bewegt den Stuhlgang

Dosierung: 4,5 – 9 g

Kontraindikation: Milz- und Magen-Mangel-Syndrome, Diarrhö, chronische Schmerzen, Pollakisurie

Toxizität

In hoher Dosierung sind Nebenwirkungen möglich (Übelkeit und Erbrechen).

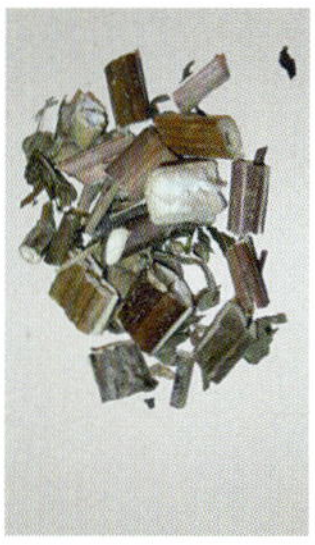

Siegesbeckiae herb. (Xi Xian Cao) Siegesbeckiakraut

Geschmack: bitter

Temperaturverhalten: kalt

Funktionskreis: Leber, Niere

Wirkrichtung: in der Tiefe

Wirkung/Indikation:

- vertreibt Wind-Feuchtigkeit, stärkt die Sehnen, öffnet die Leitbahnen und Nebengefäße
- klärt Hitze, beruhigt die Leber und leitet Toxine aus
- beruhigt den Geist
- transformiert Feuchte-Hitze
- wirkt gegen Hypertonie

Dosierung: 6 – 15 g

Kontraindikation: *Yin*- oder Blut-Mangel

6.2 Arzneimittel, die Wind-Feuchtigkeit vertreiben und die Nebengefäße öffnen

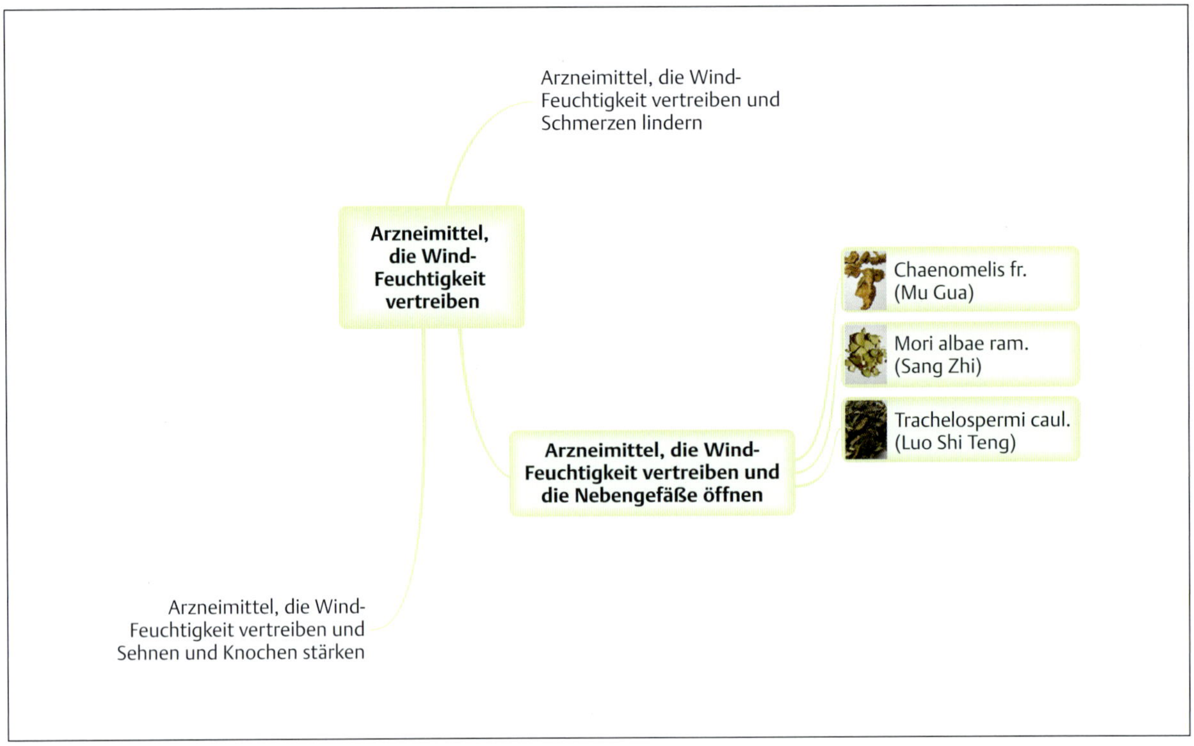

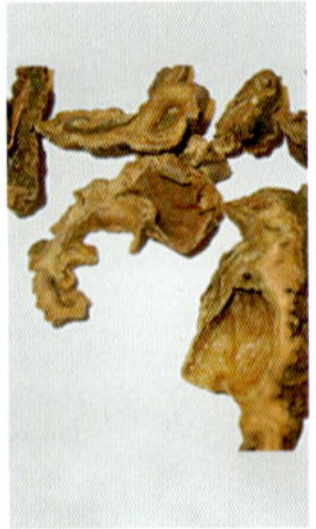

Chaenomelis fr. (Mu Gua)
Chinesische Quittenfrucht

Geschmack: sauer, aromatisch

Temperaturverhalten: leicht warm

Funktionskreis: Leber, Milz

Wirkrichtung: emporhebend

Wirkung/Indikation:

- öffnet die Leitbahnen und Nebengefäße, entspannt die Sehnen und beruhigt die Leber
- harmonisiert den Magen und transformiert Feuchtigkeit
- fördert die Verdauung

Dosierung: 4,5 – 9 g

Kontraindikation: Rückenschmerzen durch Nieren-*Yang*-Mangel, äußere Erkrankungen mit pathogenen Faktoren, Nahrungsstagnation

Toxizität

Übermäßiger Gebrauch kann zu Schädigung der Knochen und der Zähne führen.

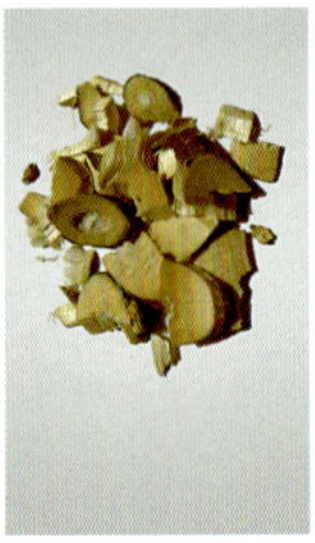

Mori albae ram. (Sang Zhi)
Maulbeerzweige

Geschmack: bitter

Temperaturverhalten: neutral, leicht kühl

Funktionskreis: Leber

Wirkrichtung: in der Tiefe

Wirkung/Indikation:

- vertreibt Wind-Feuchtigkeit, klärt Hitze, öffnet die Leitbahnen und Nebengefäße
- fördert die Diurese und reduziert Schwellungen (Ödeme)

Dosierung: 10 – 30 g

Kontraindikation: Vorsicht bei *Yin*-Mangel

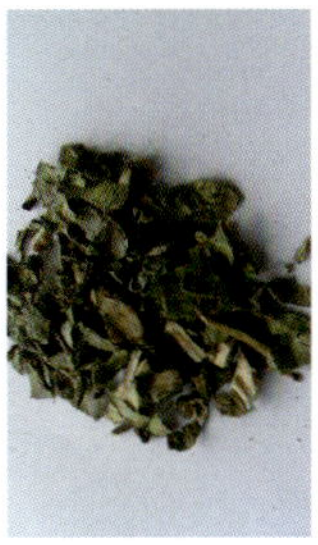

Trachelospermi caul. (Luo Shi Teng)
Sternjasmin-Lianenstängel

Geschmack: bitter

Temperaturverhalten: kühl

Funktionskreis: Herz, Leber, Niere

Wirkrichtung: in der Tiefe

Wirkung/Indikation:

- vertreibt Wind-Feuchtigkeit, öffnet die Leitbahnen und Nebengefäße
- kühlt das Blut, reduziert Schwellungen

Dosierung: 6 – 15 g

6.3 Arzneimittel, die Wind-Feuchtigkeit vertreiben und Sehnen und Knochen stärken

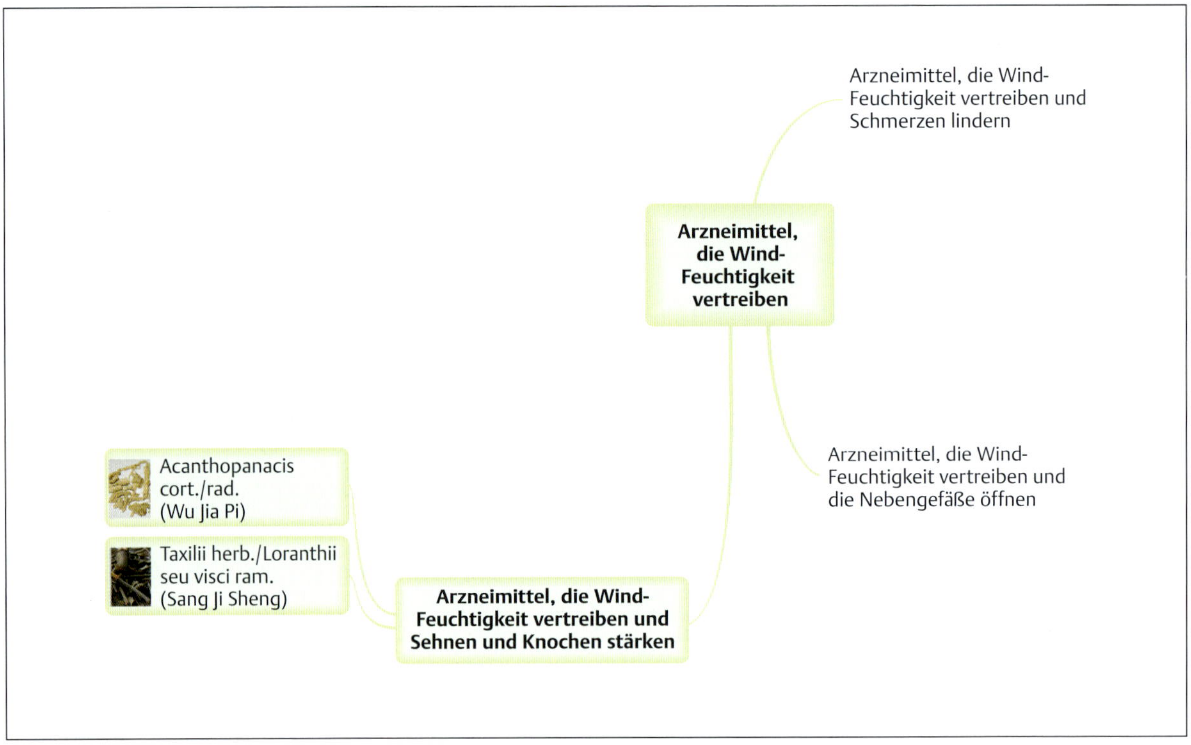

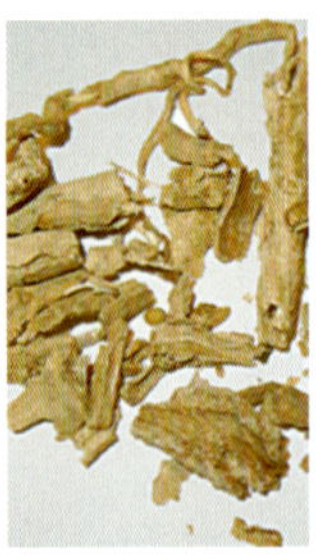

Acanthopanacis cort./rad. (Wu Jia Pi) Stachelpanaxwurzelrinde

Geschmack: scharf, bitter

Temperaturverhalten: warm

Funktionskreis: Leber, Niere

Wirkrichtung: emporhebend

Wirkung/Indikation:

- vertreibt Wind-Feuchtigkeit, tonisiert Leber und Nieren und stärkt Sehnen und Knochen (in Wein eingelegt)
- transformiert Feuchtigkeit und reduziert Schwellungen

Dosierung: 3 – 12 g

Kontraindikation: *Yin*-Mangel-Symptome

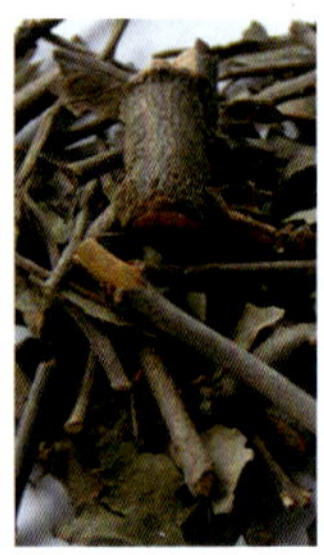

Taxilii herb./Loranthii seu visci ram. (Sang Ji Sheng) Riemenblume/Maulbeermistelästchen

Geschmack: bitter

Temperaturverhalten: neutral

Funktionskreis: Leber, Nieren

Wirkrichtung: in der Tiefe

Wirkung/Indikation:

- vertreibt Wind-Feuchtigkeit und stärkt Leber und Nieren, Knochen und Sehnen
- nährt das Blut und das *Yin*, befeuchtet die Haut, beruhigt den Fetus
- wirkt gegen Hypertonie

Dosierung: 9 – 18 g

Toxizität

Bei starker Überdosierung sind Nebenwirkungen möglich (Erbrechen, Diarrhö).

7 Gruppe 5: Aromatische Arzneimittel, die Feuchtigkeit umwandeln

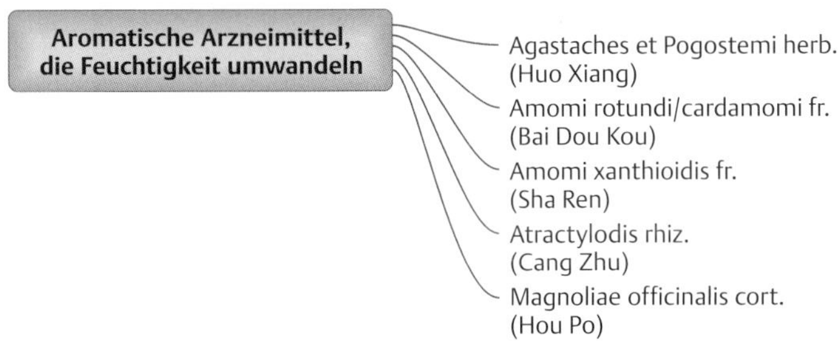

8 Gruppe 6: Feuchtigkeit ausleitende Arzneimittel

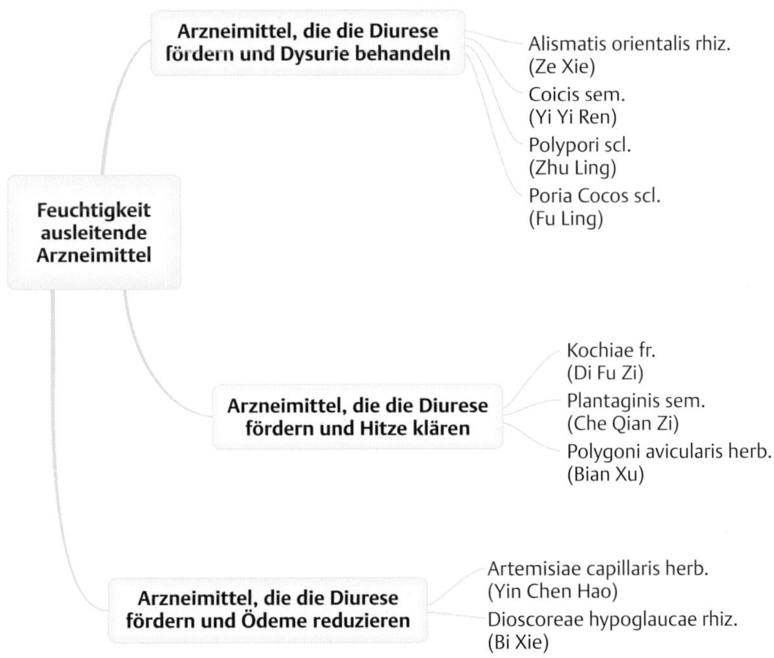

8.1 Arzneimittel, die die Diurese fördern und Dysurie behandeln

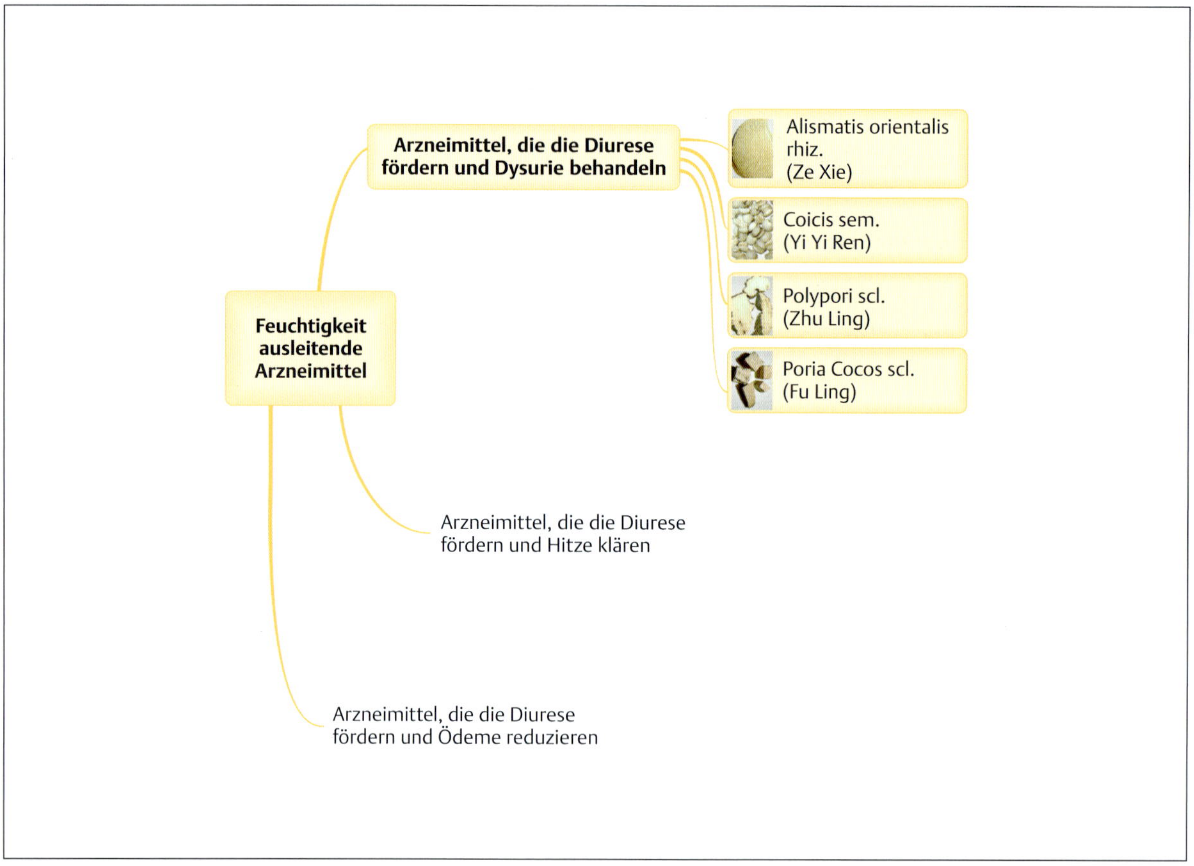

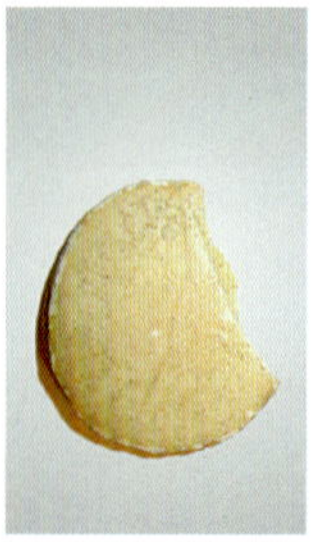

Alismatis orientalis rhiz. (Ze Xie)
Orient-Froschlöffelwurzelstock

Geschmack: süß, mild

Temperaturverhalten: kalt

Funktionskreis: Niere, Blase

Wirkrichtung: absenkend

Wirkung/Indikation:

- fördert die Diurese, leitet Feuchtigkeit und Hitze aus
- klärt Mangel-Feuer der Nieren
- senkt den Cholesterinspiegel

Dosierung: 3 – 12 g

Kontraindikation: Spermatorrhö oder vaginaler Ausfluss durch Nieren-*Yang*-Schwäche, Feuchte-Kälte-Syndrome

Toxizität

Lange Anwendung kann die Darmschleimhaut reizen.

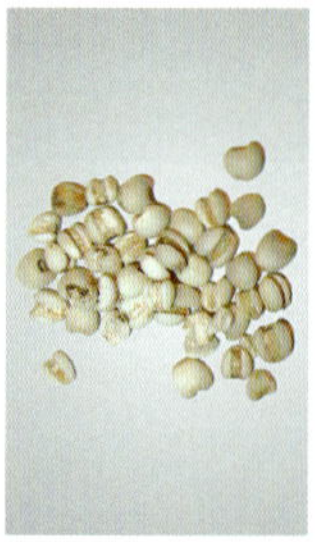

Coicis sem. (Yi Yi Ren)
Hiobstränensamen

Geschmack: leicht süß, mild

Temperaturverhalten: kühl

Funktionskreis: Milz, Magen, Lunge, Niere

Wirkrichtung: absenkend

Wirkung/Indikation:

- stärkt die Milz und leitet Feuchtigkeit aus, beendet Diarrhö
- vertreibt Wind-Feuchtigkeit und mildert Schmerzen
- klärt Feuchte-Hitze und beseitigt Eiter

Dosierung: 6 – 30 g

Kontraindikation: Vorsicht in der Schwangerschaft und bei Spermatorrhö und Polyurie

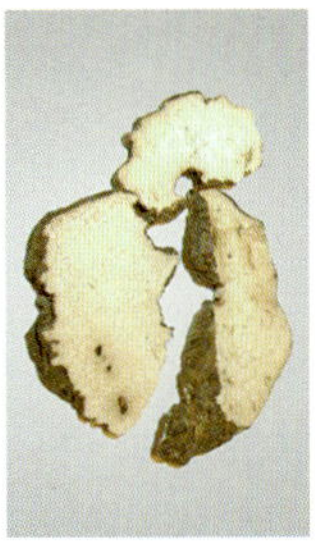

Polypori scl. (Zhu Ling)
Kiefernschwamm/Eichhase

Geschmack: süß, mild

Temperaturverhalten: neutral bis kühl

Funktionskreis: Milz, Niere, Blase

Wirkrichtung: absenkend

Wirkung/Indikation:

- fördert die Diurese und leitet Feuchtigkeit aus

Dosierung: 4,5 – 12 g

Kontraindikation: fehlende Feuchtigkeit, Schwindel durch *Yin*-Mangel

Toxizität

Bei Langzeitanwendung kann das Yin geschädigt werden.

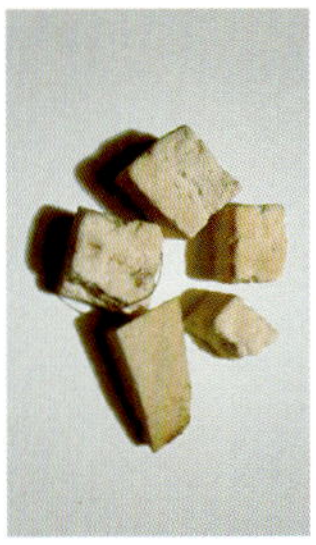

Poria cocos scl. (Fu Ling)
Kokospilzmyzel

Geschmack: süß, mild

Temperaturverhalten: neutral

Funktionskreis: Herz, Milz, Nieren, Lunge

Wirkrichtung: absenkend

Wirkung/Indikation:

- fördert die Diurese und leitet Feuchtigkeit aus
- stärkt die Milz, harmonisiert den Mittleren Erwärmer, löst Schleim
- beruhigt Herz und *Shen* (Geist)

Dosierung: 9 – 15 g

Kontraindikation: Polyurie, Spermatorrhö, Urogenitalprolaps

8.2 Arzneimittel, die die Diurese fördern und Hitze klären

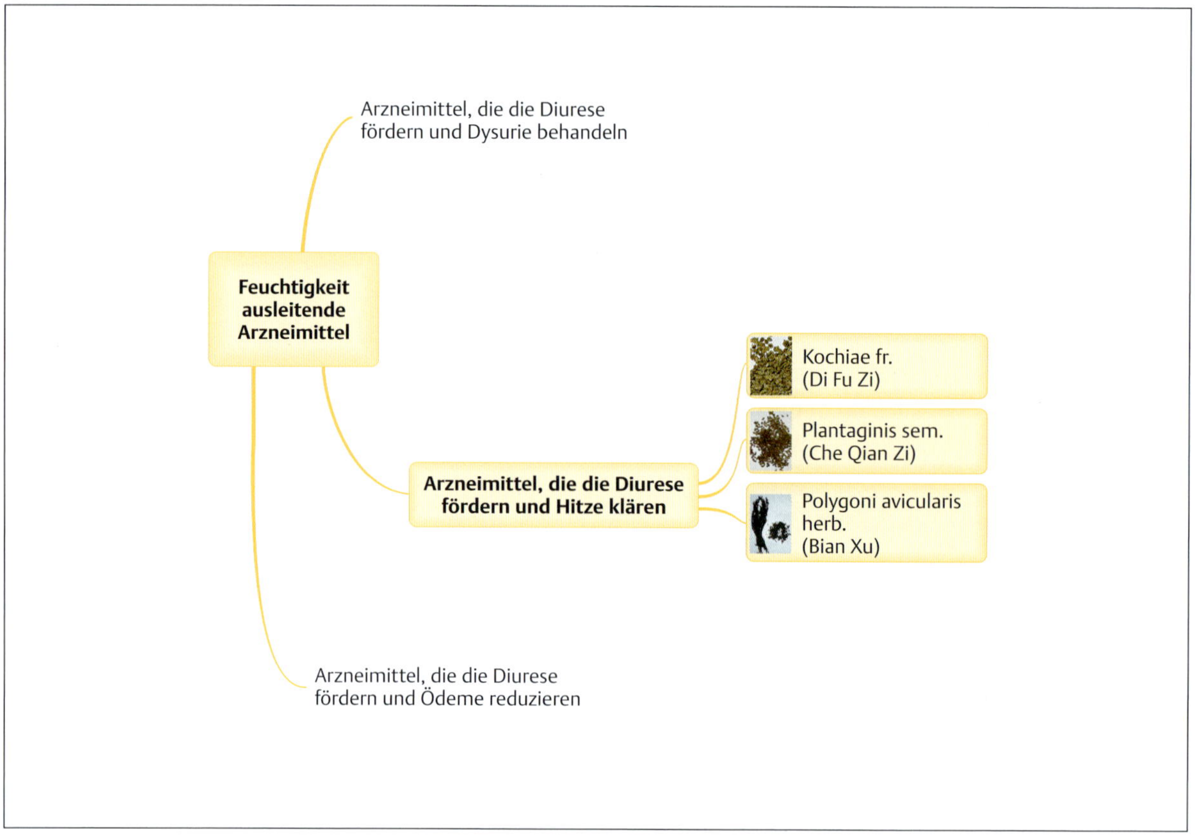

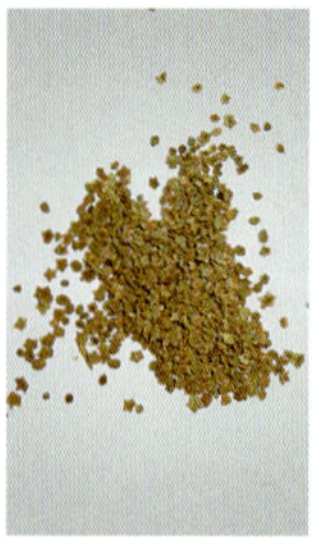

Kochiae fr. (Di Fu Zi)
Besenradmeldefrucht

Geschmack: bitter

Temperaturverhalten: kalt

Funktionsbereich: Blase, Nieren

Wirkrichtung: in der Tiefe

Wirkung/Indikation:

- leitet Feuchte-Hitze aus und fördert die Diurese
- leitet Feuchte-Hitze aus der Haut aus und lindert Hautjuckreiz

Dosierung: 10 – 15 g

Kontraindikation: Vorsicht bei Kälte durch *Yang*-Schwäche

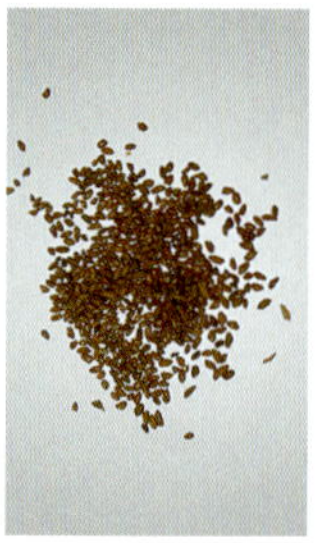

Plantaginis sem. (Che Qian Zi)
Asiatische Wegerichsamen

Geschmack: süß

Temperaturverhalten: kalt

Funktionskreis: Niere, Blase, Leber, Lunge

Wirkrichtung: absenkend

Wirkung/Indikation:

- klärt Feuchte-Hitze und leitet Feuchtigkeit aus
- leitet Feuchtigkeit aus und stoppt Diarrhö
- klärt Leber-Hitze und verbessert die Sicht
- klärt die Lungen und löst Schleim auf

Dosierung: 3 – 12 g

Kontraindikation: Verbot in der Schwangerschaft

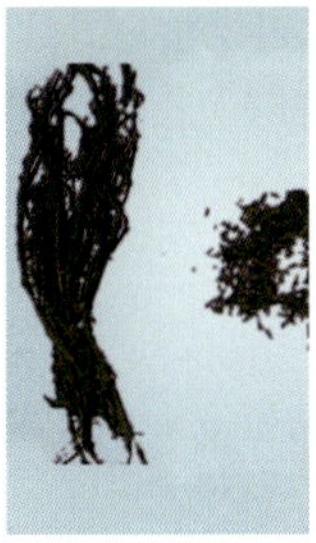

Polygoni avicularis herb. (Bian Xu) Vogelknöterich

Geschmack: bitter

Temperaturverhalten: kühl

Funktionskreis: Blase

Wirkrichtung: in der Tiefe

Wirkung/Indikation:

- fördert die Diurese
- eliminiert Parasiten, entgiftet und desinfiziert, lindert Hautjuckreiz
- kühlt Hitze, leitet Feuer-Hitze aus

Dosierung: 6 – 15 g

Toxizität

Überdosierung kann eine Schädigung von Jing (Essenz) und Qi verursachen.

8.3 Arzneimittel, die die Diurese fördern und Ödeme reduzieren

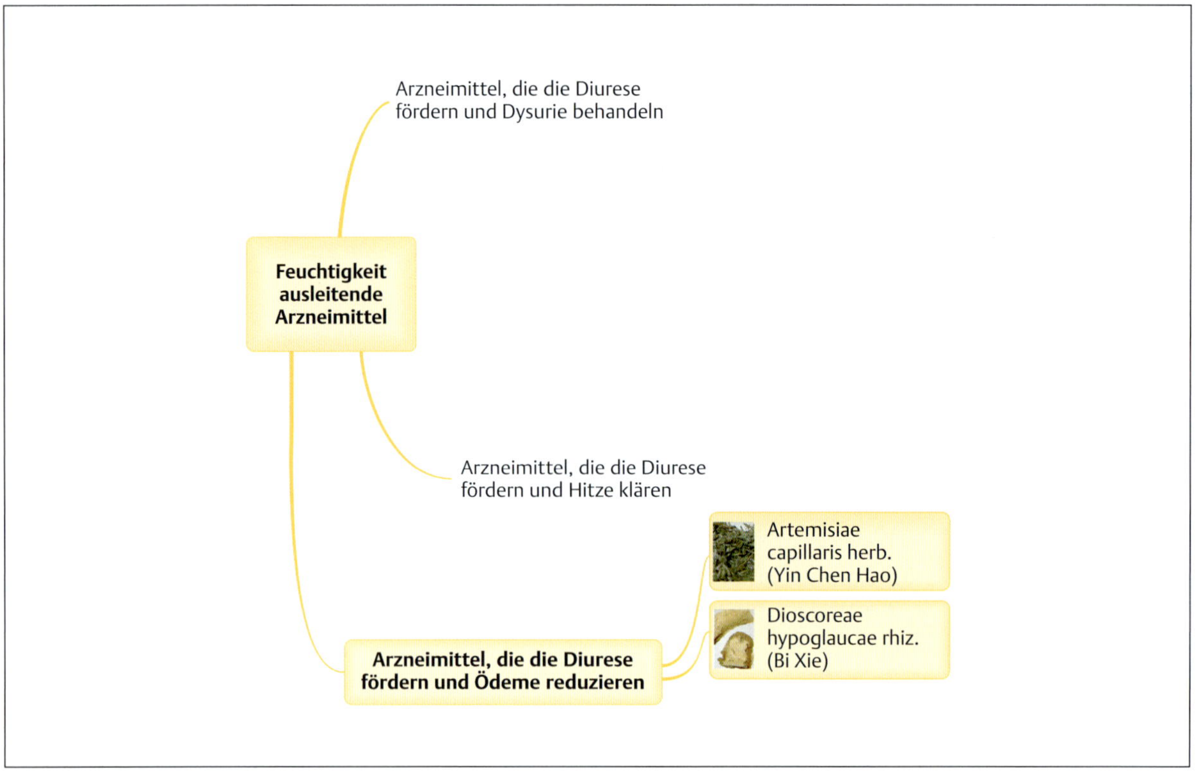

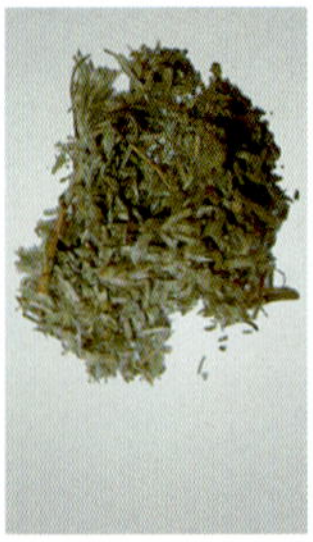

Artemisiae capillaris herb. (Yin Chen Hao) Haarförmiges Beifußkraut

Geschmack: bitter, scharf

Temperaturverhalten: kalt

Funktionsbereich: Milz, Magen, Leber, Gallenblase

Wirkrichtung: absenkend

Wirkung/Indikation:

- klärt Feuer-Hitze von Leber und Gallenblase und lindert Ikterus
- behandelt febrile Feuchte-Hitze-Störungen
- klärt Feuchte-Hitze aus der Oberfläche

Dosierung: 9 – 15 g (bis zu 30 g in schweren Fällen)

Kontraindikation: Mangel-Ikterus mit blassgelber Haut, normaler Harnwegsfunktion und schwachem Puls durch *Qi*-Mangel der Mitte

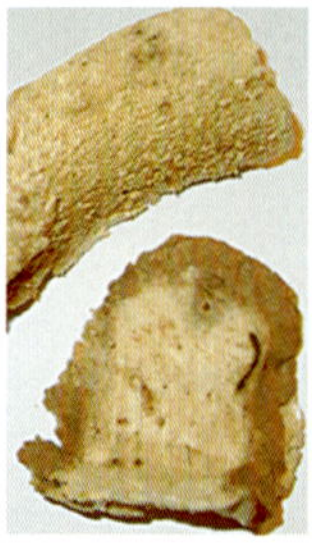

Dioscoreae hypoglaucae rhiz. (Bi Xie) Yamswurzelstock

Geschmack: bitter

Temperaturverhalten: neutral

Funktionsbereich: Leber, Magen, Blase

Wirkrichtung: in der Tiefe

Wirkung/Indikation:

- trennt das Trübe vom Klaren
- leitet Wind und Feuchtigkeit aus
- klärt Feuchte-Hitze der Haut

Dosierung: 9 – 15 g

Kontraindikation: Nieren-*Yin*-Mangel

9 Gruppe 7: Das Innere erwärmende Arzneimittel

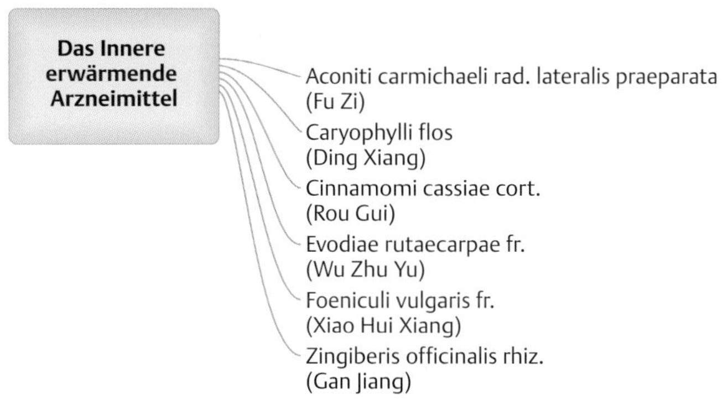

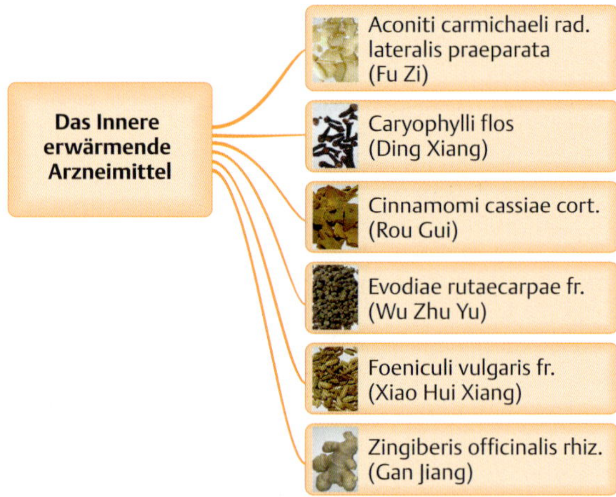

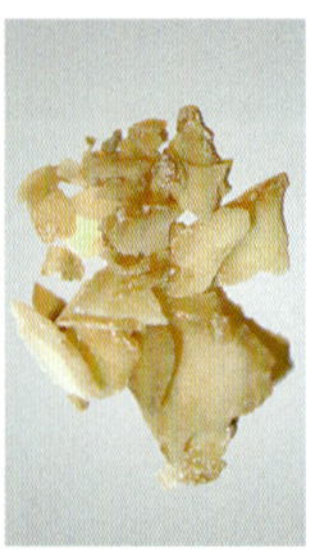

Aconiti carmichaeli rad. lateralis praeparata (Fu Zi)
Präparierte Eisenhutseitenwurzel

Geschmack: scharf, süß

Temperaturverhalten: sehr heiß

Funktionskreis: Herz, Niere, Milz

Wirkrichtung: emporhebend

Wirkung/Indikation:

- stellt das erschöpfte *Yang* wieder her
- vermehrt das Nieren-Feuer, wärmt die Nieren
- wärmt die Milz, stärkt das Milz-*Yang*
- wärmt die Leitbahnen, treibt Kälte und Feuchtigkeit aus, lindert Schmerzen

Dosierung: 0,5 – 6 g

Kontraindikation: Verbot in der Schwangerschaft, nicht bei *Yang*-Fülle und *Yin*-Mangel anwenden

Toxizität

Giftig! Nicht mit Alkohol einnehmen. Nebenwirkungen wie Übelkeit, Diarrhö, Parästhesien etc. durch Überdosierung, ungenügende Präparation oder Kombination mit nicht passenden Mitteln sind möglich (siehe Anhang, S. 132).

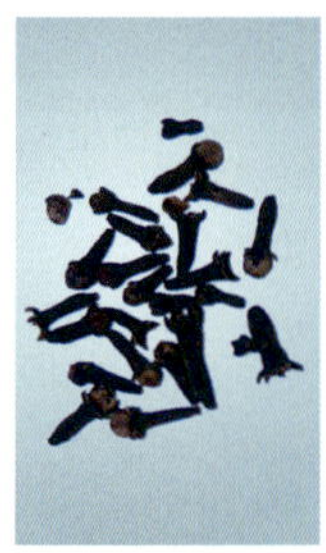

Caryophylli flos (Ding Xiang)
Gewürznelke

Geschmack: scharf

Temperaturverhalten: warm

Funktionskreis: Milz, Magen, Niere, Lunge

Wirkrichtung: emporhebend

Wirkung/Indikation:

- wärmt den Mittleren Erwärmer, senkt das rebellierende (Magen-) *Qi* ab, lindert Schmerzen
- wärmt die Nieren und unterstützt das *Yang*

Dosierung: 2 – 5 g

Kontraindikation: fieberhafte Hitze-Erkrankungen und *Yin*-Mangel-Hitze

Toxizität

Inkompatibel mit Curcumae longae tub. (Yu Jin).

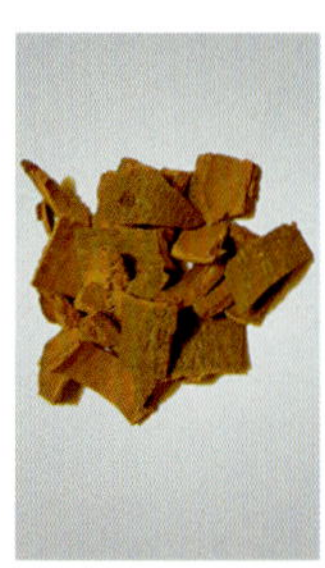

Cinnamomi cassiae cort. (Rou Gui)
Cassia-Zimtrinde

Geschmack: scharf, süß

Temperaturverhalten: heiß

Funktionskreis: Niere, Milz, Herz, Leber

Wirkrichtung: emporhebend

Wirkung/Indikation:

- stärkt das Nieren-*Yang* und wärmt die Nieren, vermehrt das Feuer im Tor des Lebens (*Ming Men*)
- leitet Kälte aus, wärmt die Mitte und lindert Schmerzen
- öffnet die Leitbahnen und Gefäße, fördert die Menstruation und lindert Schmerzen
- fördert die Bildung von *Qi* und Blut

Dosierung: 2 – 5 g als Dekokt, 1 – 2 g als Pulver

Kontraindikation: Verbot in der Schwangerschaft, nicht bei *Yin*-Mangel mit Fülle-Hitze, *Yin*-Leere-Feuer, Blutungen durch Blut-Hitze

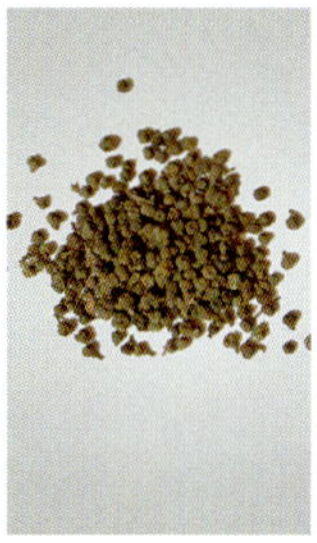

Evodiae rutaecarpae fr.
(Wu Zhu Yu)
Stinkeschenfrucht

Geschmack: scharf, bitter

Temperaturverhalten: heiß

Funktionskreis: Leber, Milz, Magen, Nieren

Wirkrichtung: absenkend

Wirkung/Indikation:

- vertreibt Kälte, lindert Schmerzen
- leitet rebellierendes *Qi* nach unten, beruhigt/zerstreut das Leber-*Qi*, stoppt Erbrechen
- wärmt den Mittleren Erwärmer, stoppt Diarrhö und vertreibt Feuchte-Kälte
- leitet Feuer nach unten

Dosierung: 1,5 – 4,5 g

Kontraindikation: *Yin*-Mangel-Hitze

Toxizität

Leicht toxisch! Kein Langzeitgebrauch oder eine Anwendung in hoher Dosierung, da sehr trocknend.

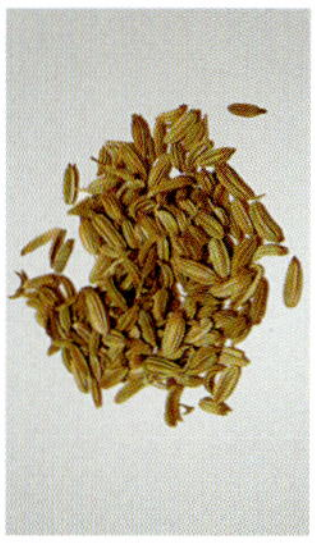

Foeniculi vulgaris fr.
(Xiao Hui Xiang)
Fenchelsamen

Geschmack: scharf

Temperaturverhalten: warm

Funktionskreis: Leber, Niere, Milz, Magen

Wirkrichtung: emporhebend

Wirkung/Indikation:

- leitet Kälte aus, wärmt die Leber (-Leitbahn), lindert Schmerzen
- wärmt die Nieren und lindert Schmerzen
- reguliert das *Qi* und harmonisiert den Magen, verbessert den Appetit, wärmt den 3-Erwärmer

Dosierung: 3 – 9 g

Kontraindikation: Vorsicht in der Schwangerschaft und bei *Yin*-Mangel mit Hitze-Symptomen

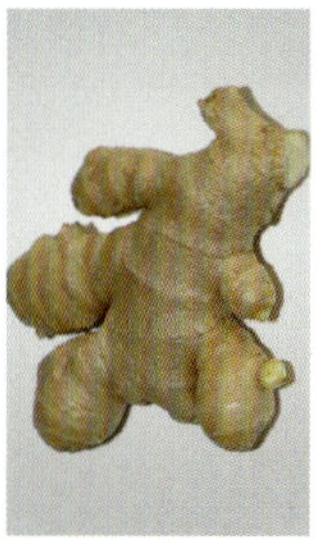

Zingiberis officinalis rhiz.
(Gan Jiang)
Ingwerwurzelstock

Geschmack: scharf

Temperaturverhalten: heiß

Funktionskreis: Milz, Magen, Herz, Lunge,

Wirkrichtung: oberflächlich

Wirkung/Indikation:

- wärmt den Mittleren Erwärmer und leitet Kälte aus
- erneuert zerstörtes *Yang* und treibt innere Feuchte-Kälte aus
- wärmt die Lungen und löst Schleim auf
- wärmt die Leitbahnen und stillt Blutungen

Dosierung: 3 – 12 g

Kontraindikation: Vorsicht in der Schwangerschaft, nicht bei *Yin*-Mangel-Erkrankungen mit Hitze-Symptomen

10 Gruppe 8: Qi-regulierende Arzneimittel

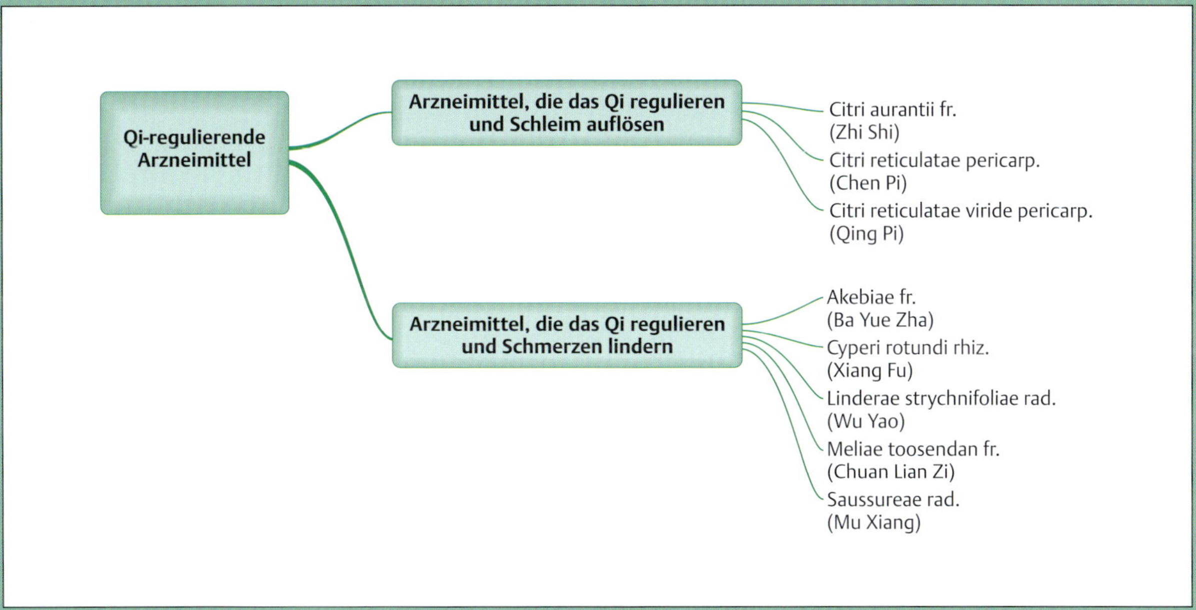

10.1 Arzneimittel, die das Qi regulieren und Schleim auflösen

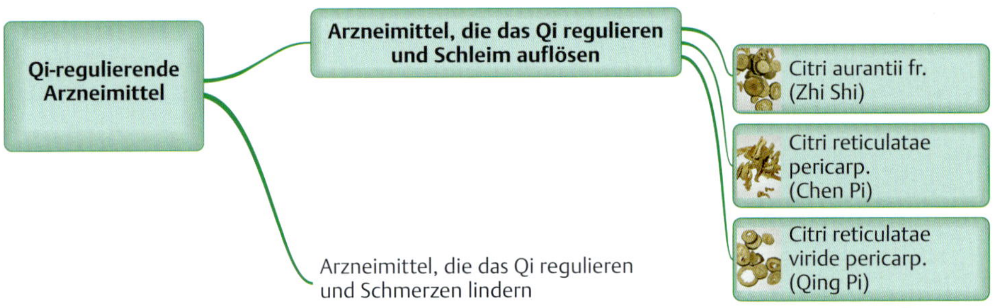

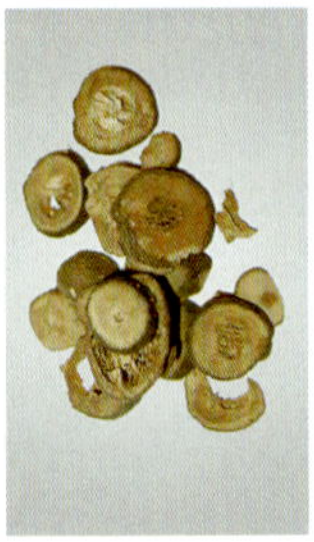

Citri aurantii fr. (Zhi Shi) *Unreife Pomeranzenfrucht*

Geschmack: bitter, scharf

Temperaturverhalten: leicht kalt

Funktionskreis: Milz, Magen, Dickdarm

Wirkrichtung: absenkend

Wirkung/Indikation:

- bricht stagnierendes *Qi* auf und reduziert Ansammlungen
- löst Schleim auf und eliminiert lokale Völle
- führt das Magen-*Qi* nach unten und bewegt den Stuhlgang

Dosierung: 3 – 9 g

Kontraindikation: Vorsicht in der Schwangerschaft, bei ausgeprägtem *Qi*-Mangel, gastroduodenalen Geschwüren

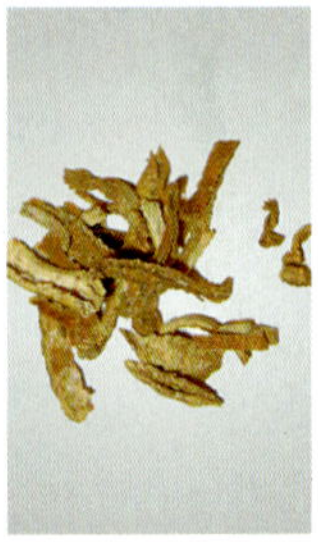

Citri reticulatae pericarp. (Chen Pi) *Mandarinenschale*

Geschmack: scharf, bitter, aromatisch

Temperaturverhalten: warm

Funktionskreis: Milz, Magen, Lunge

Wirkrichtung: absenkend

Wirkung/Indikation:

- reguliert und senkt das *Qi* ab, reguliert den Mittleren Erwärmer
- reguliert das *Qi* von Milz und Magen und stoppt Erbrechen
- trocknet Feuchtigkeit und löst Schleim
- erleichtert Husten und hilft Stagnationen vorzubeugen

Dosierung: 3 – 9 g

Kontraindikation: Vorsicht bei *Qi*- oder *Yin*-Mangel mit trockenem Husten, Hämatemesis, spastischen Bauchschmerzen

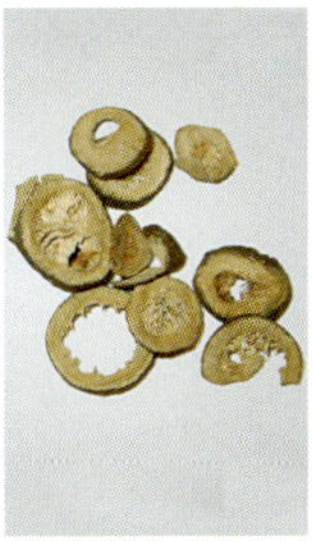

Citri reticulatae viride pericarp. (Qing Pi)
Unreife Mandarinenschale

Geschmack: bitter, scharf, sauer

Temperaturverhalten: leicht warm

Funktionskreis: Leber, Gallenblase, Magen

Wirkrichtung: emporhebend

Wirkung/Indikation:

- reguliert das Leber-*Qi*, löst *Qi*-Stagnationen auf und lindert Schmerzen
- löst Verklumpungen und (Nahrungs-) Stagnationen auf
- trocknet Feuchtigkeit und löst Schleim

Dosierung: 3 – 9 g

Kontraindikation (relativ): *Qi*-Mangel, Hypertonie

10.2 Arzneimittel, die das Qi regulieren und Schmerzen lindern

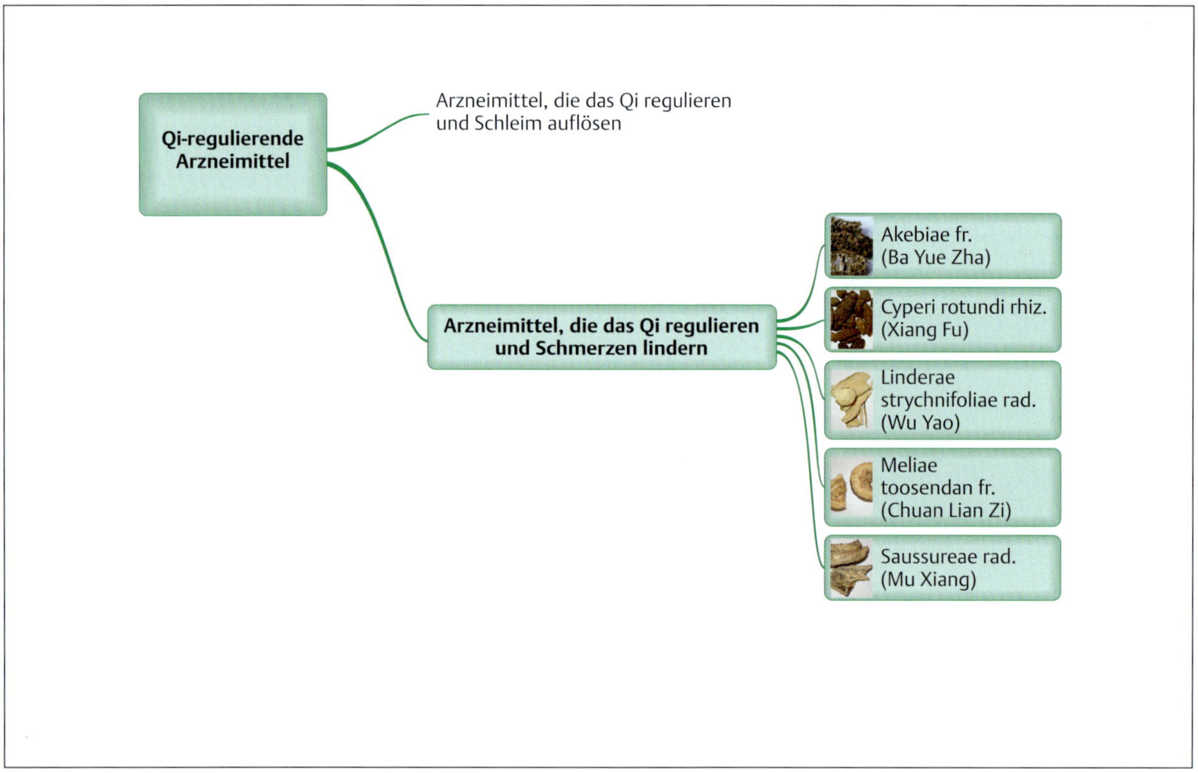

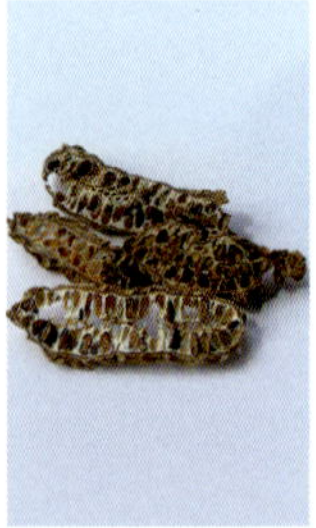

Akebiae fr. (Ba Yue Zha) *Akebienfrucht*

Geschmack: bitter, süß

Temperaturverhalten: neutral (kalt)

Funktionskreis: Leber, Magen

Wirkrichtung: absenkend

Wirkung/Indikation:

- verteilt das Leber-*Qi* und löst Leber-*Qi*-Stagnation und harmonisiert die Leber
- löst stoffliche Verhärtungen, Ansammlungen und Verknotungen

Dosierung: 6 – 12 g

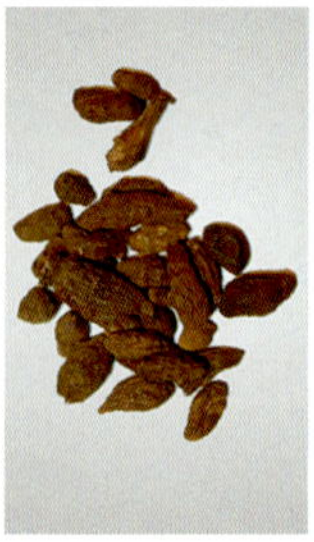

Cyperi rotundi rhiz. (Xiang Fu) *Nussgraswurzelstock*

Geschmack: scharf, leicht bitter, leicht süß

Temperaturverhalten: neutral bis leicht warm

Funktionskreis: Leber, 3-Erwärmer, Milz

Wirkrichtung: absenkend

Wirkung/Indikation:

- bewegt und reguliert das Leber-*Qi*
- reguliert die Menstruation und lindert Schmerzen

Dosierung: 6 – 12 g

Kontraindikation: *Qi*-Mangel ohne Stagnation, *Yin*-Mangel oder Blut-Hitze

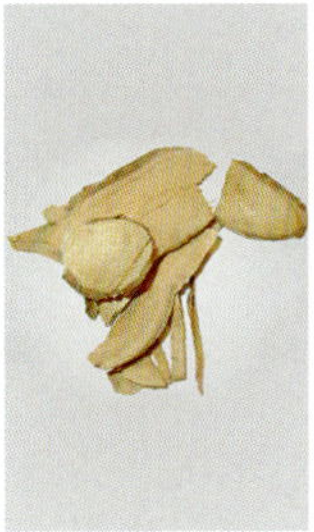

Linderae strychnifoliae rad. (Wu Yao) Fieberstrauchwurzel

Geschmack: scharf

Temperaturverhalten: warm

Funktionskreis: Lunge, Milz, Niere, Blase

Wirkrichtung: emporhebend

Wirkung/Indikation:

- reguliert das *Qi* und lindert Schmerzen
- wärmt die Nieren und zerstreut Kälte

Dosierung: 3 – 9 g

Kontraindikation: *Qi*- und Blut-Mangel, innere Hitze durch *Yin*-Mangel

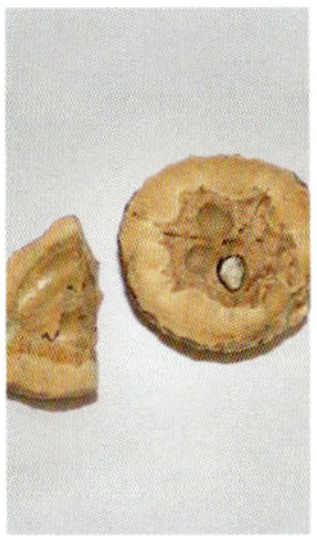

Meliae toosendan fr. (Chuan Lian Zi) Chinesische Holunderfrucht

Geschmack: bitter

Temperaturverhalten: kalt

Funktionskreis: Leber, Magen, Dünndarm, Blase

Wirkrichtung: in der Tiefe

Wirkung/Indikation:

- bewegt das *Qi* und lindert Schmerzen
- klärt Hitze und trocknet Feuchtigkeit
- tötet Parasiten und Pilze ab

Dosierung: 3 – 9 g

Kontraindikation: *Yang*-Mangel-Syndrom von Milz und Magen

Toxizität

Leicht toxisch (keine hohen Dosierungen!).

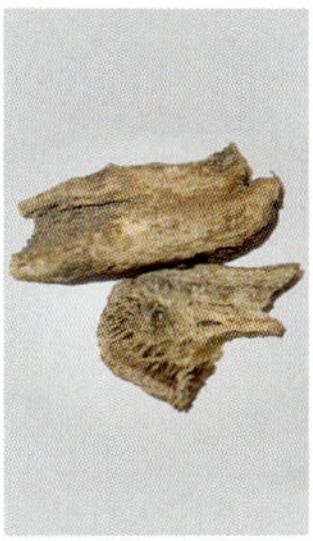

Saussureae rad. (Mu Xiang) Alantwurzel

Geschmack: scharf, bitter

Temperaturverhalten: warm

Funktionskreis: Milz, Magen, Dickdarm, Gallenblase

Wirkrichtung: emporhebend

Wirkung/Indikation:

- beseitigt *Qi*-Stagnation, reguliert den Mittleren Erwärmer und lindert Schmerzen
- zerstreut Feuchte-Hitze, harmonisiert Leber und Milz
- reguliert *Qi*-Zirkulation und beugt Stagnationen (Tenesmen) vor

Dosierung: 3 – 10 g

Kontraindikation: *Yin*-Mangel-Syndrome

11 Gruppe 9: Arzneimittel zur Auflösung einer Nahrungsstagnation

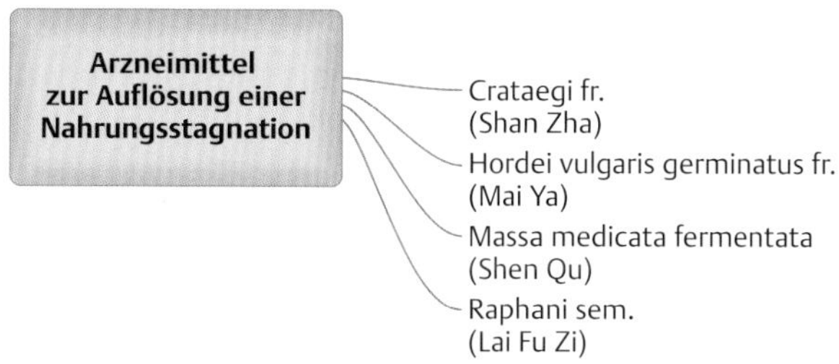

12 Gruppe 10: Arzneimittel, die Parasiten eliminieren

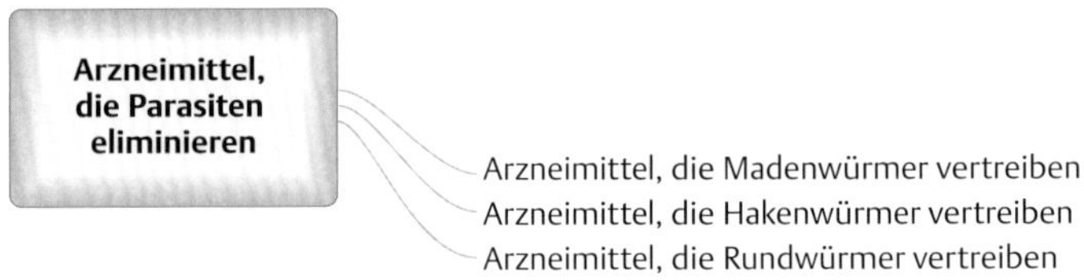

Aufgrund der geringen Praxisrelevanz wird diese Gruppe nicht dargestellt!

13 Gruppe 11: Arzneimittel, die Blutungen stillen

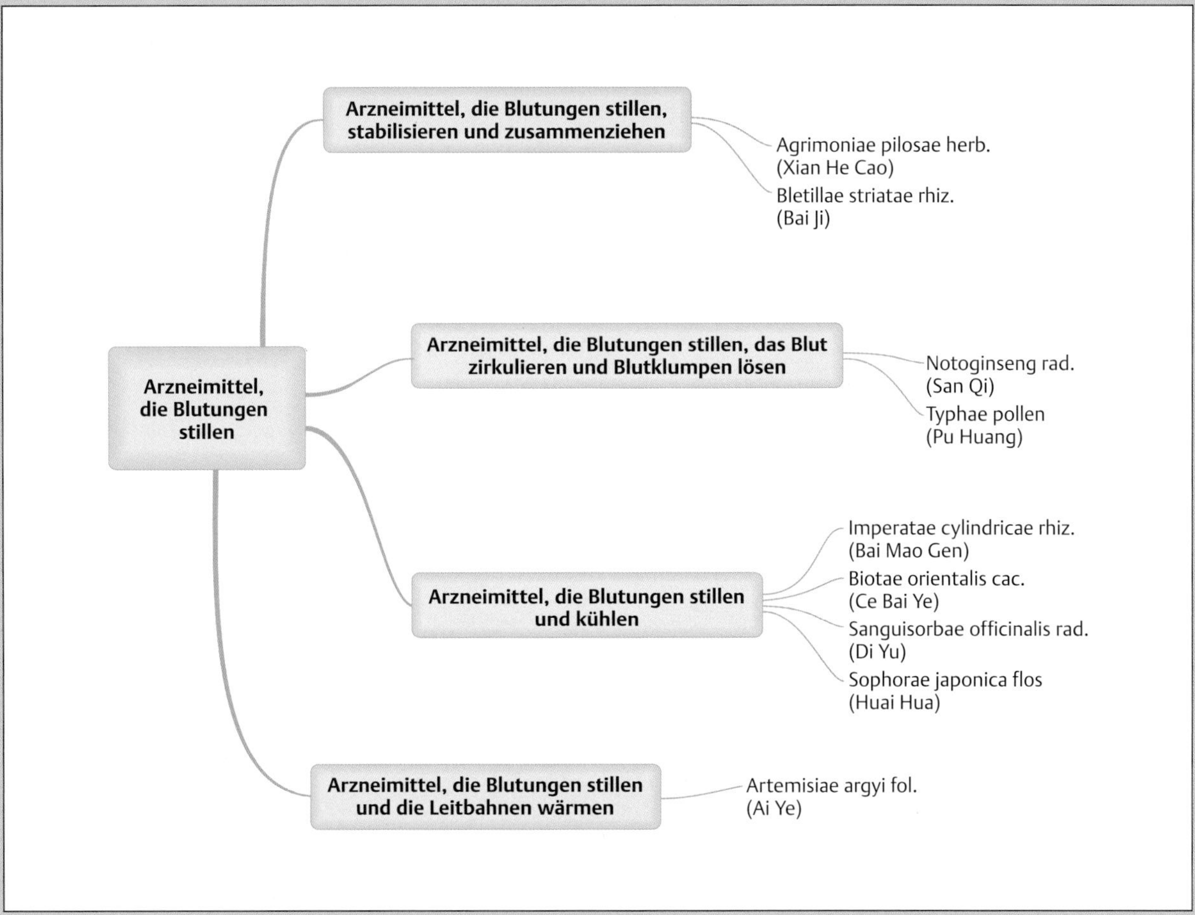

13.1 Arzneimittel, die Blutungen stillen, stabilisieren und zusammenziehen

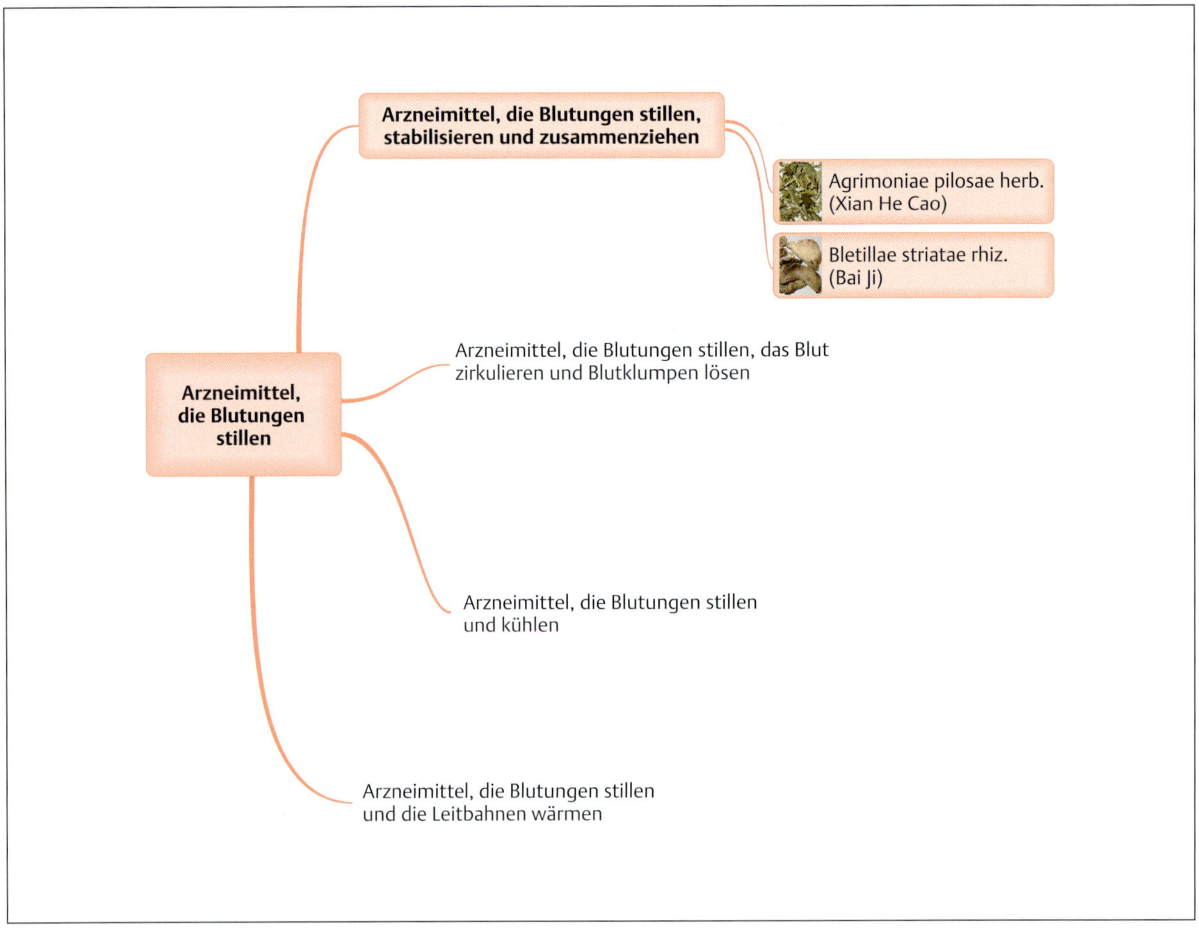

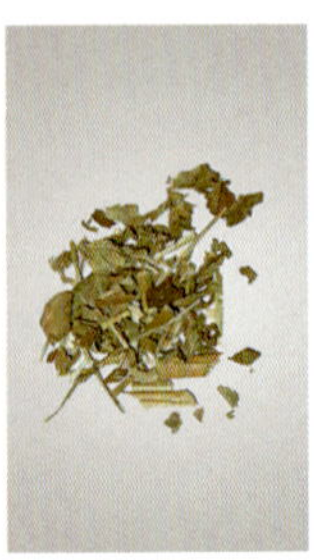

Agrimoniae pilosae herb. (Xian He Cao) *Beifuß/Odermennigkraut*

Geschmack: bitter, scharf, adstringierend

Temperaturverhalten: neutral

Funktionskreis: Lunge, Leber, Milz

Wirkrichtung: in der Tiefe

Wirkung/Indikation:

- stillt Blutungen, zieht Blutungsquellen zusammen
- stoppt Diarrhö
- entgiftet, desinfiziert und tötet Parasiten
- tonisiert *Qi* und Blut
- reduziert Schwellungen, leitet Eiter aus

Dosierung: 9 – 15 g (als frisches Kraut 15 – 30 g)

Kontraindikation: akute Diarrhö und Dysenterie, da sonst pathogene Faktoren im Körper verbleiben können

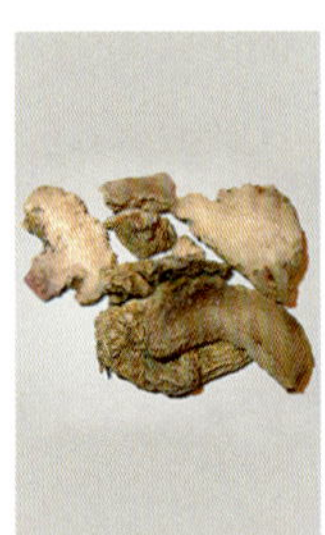

Bletillae striatae rhiz. (Bai Ji) *Bletilla-Knolle/Orchideengewächs*

Geschmack: süß, bitter, adstringierend

Temperaturverhalten: kühl

Funktionskreis: Leber, Lunge, Magen

Wirkrichtung: in der Tiefe

Wirkung/Indikation:

- verhindert das Auslaufen des Blutes und stillt Blutungen

- reduziert Schwellungen, produziert Granulationsgewebe, kühlt das Blut, leitet Feuchte-Hitze aus
- tonisiert die Lungen

Dosierung: 3 – 10 g

Kontraindikation: äußere Erkrankungen mit Bluthusten, Lungenabszesse im Frühstadium, Fülle-Hitze und Toxine in Lunge und Magen

Toxizität

Inkompatibel mit Aconiti carmichaeli rad. lateralis praeparata (Fu Zi) und Aconiti rad. (Wu Tou).

13.2 Arzneimittel, die Blutungen stillen, das Blut zirkulieren und Blutklumpen lösen

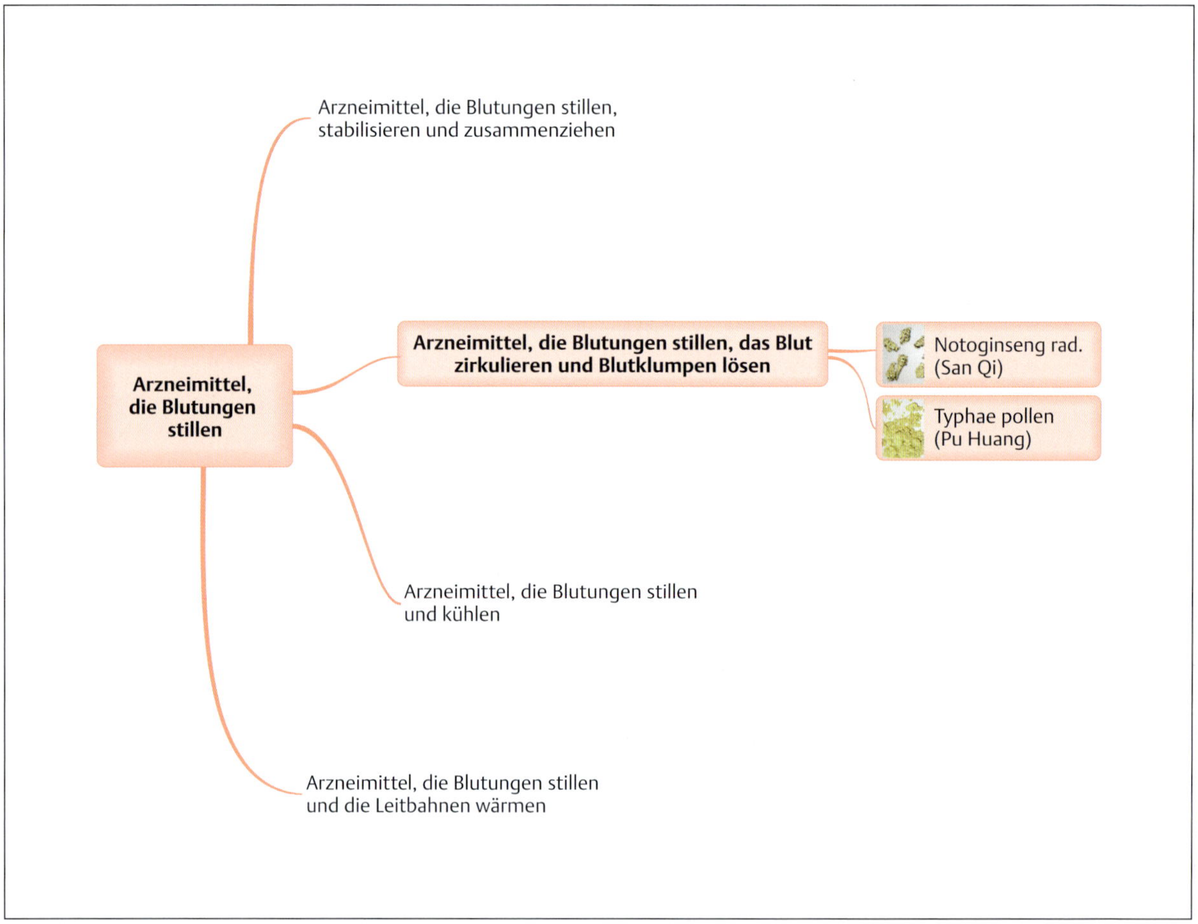

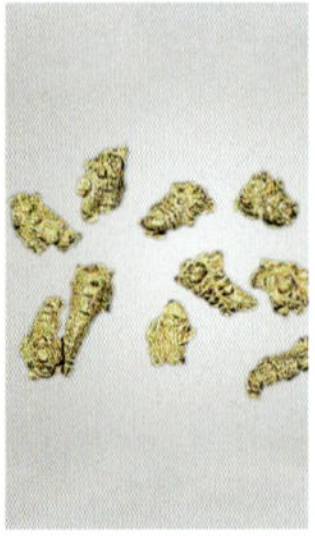

Notoginseng rad. (San Qi)
Pseudoginseng/Sanchiwurzel

Geschmack: süß, leicht bitter

Temperaturverhalten: warm

Funktionskreis: Leber, Magen

Wirkrichtung: in der Tiefe

Wirkung/Indikation:

- stillt Blutungen und transformiert Blutklumpen
- aktiviert die Blutzirkulation und lindert Schmerzen
- reduziert Schwellungen und Schmerzen

Dosierung: 0,9 – 3 g als Pulver, 3 – 9 g als Dekokt

Kontraindikation: Verbot in der Schwangerschaft, Vorsicht bei Blut- und *Yin*-Mangel

Beachte

Als Nebenwirkung können Übelkeit, Erbrechen, Appetitverlust, Schwindel, etc. auftreten.

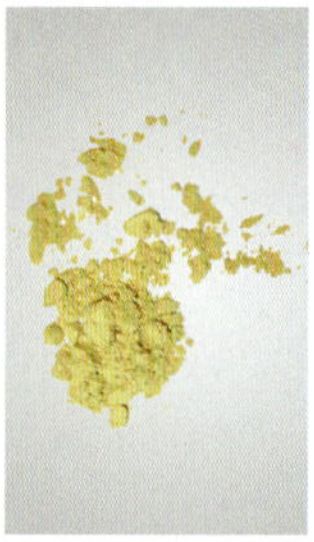

Typhae pollen (Pu Huang)
Rundkolbenpollen

Geschmack: süß, scharf

Temperaturverhalten: neutral

Funktionskreis: Leber, Perikard

Wirkrichtung: emporhebend

Wirkung/Indikation:

- stillt Blutungen
- bewegt das Blut und zerstreut Blut-Stasen
- fördert die Diurese
- löst Stauungen auf, lindert Schmerz

Dosierung: 3 – 12 g, roh bei Blustase, geröstet bei Blutungen

Kontraindikation: Verbot in der Schwangerschaft

13.3 Arzneimittel, die Blutungen stillen und kühlen

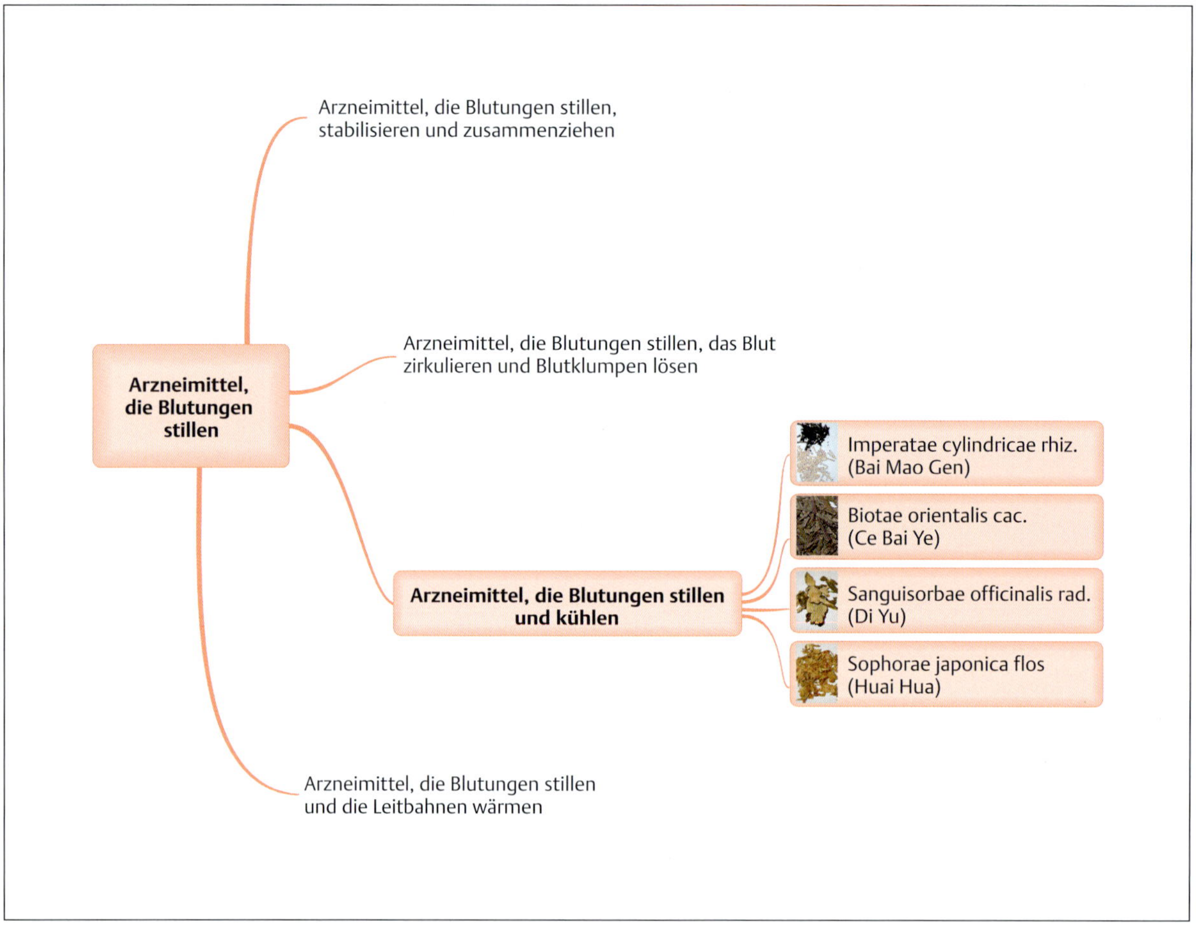

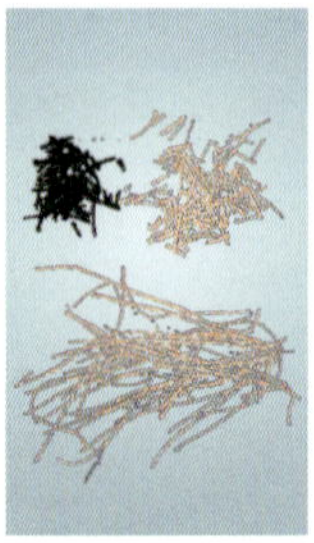

Imperatae cylindricae rhiz.
(Bai Mao Gen)
Alang-Alang-Graswurzelstock

Geschmack: süß

Temperaturverhalten: kalt

Funktionskreis: Lunge, Magen, Blase

Wirkrichtung: absenkend

Wirkung/Indikation:

- kühlt das Blut und stillt Blutungen
- klärt Hitze und fördert den Harnfluss
- klärt Hitze aus Lunge und Magen

Dosierung: 10 – 30 g als Dekokt, 30 – 60 g wenn frisch und als Monotherapie

Kontraindikation: Milz- und Magen-Mangel- und Kälte-Syndrome, Erbrechen durch Kälte im Mittleren Erwärmer

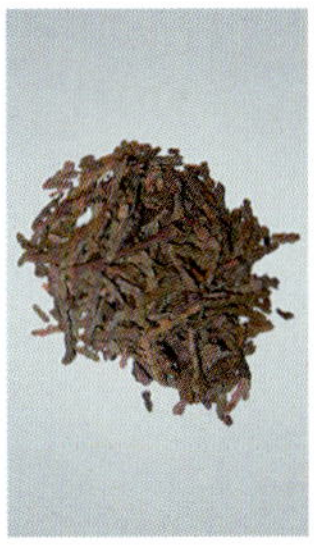

Biotae orientalis cac. (Ce Bai Ye) Lebensbaum, Spitzen der Zweige und Blätter

Geschmack: bitter, adstringierend

Temperaturverhalten: kühl

Funktionskreis: Lunge, Leber, Dickdarm, Herz

Wirkrichtung: absenkend

Wirkung/Indikation:

- kühlt das Blut und stillt Blutungen
- lindert Husten und leitet Schleim aus
- fördert die Heilung von Verbrennungen, behandelt Haarausfall

Dosierung: 6 – 15 g

Kontraindikation: Vorsicht bei Milz- und Magen-Kälte-Syndromen, Blut-Stase und Blutungen

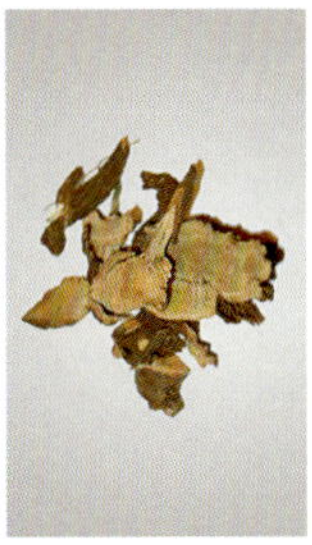

Sanguisorbae officinalis rad. (Di Yu) Wiesenknopfwurzel

Geschmack: bitter, sauer

Temperaturverhalten: kühl

Funktionskreis: Leber, Magen, Dickdarm

Wirkrichtung: in der Tiefe

Wirkung/Indikation:

- kühlt das Blut, leitet Feuchte-Hitze aus und stillt Blutungen
- klärt toxische Hitze und heilt Geschwüre, fördert die Bildung von Granulationsgewebe bei Wunden und Verbrennungen (nur kleine Flächen)

Dosierung: 3 – 15 g

Kontraindikation: Vorsicht bei Blutungen, Leere-Kälte, Blut-Stase

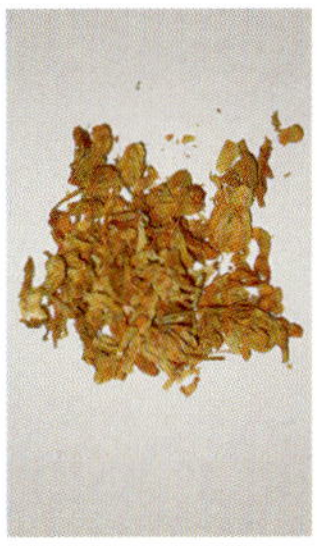

Sophorae japonicae flos (Huai Hua) Schnurbaumblüte

Geschmack: bitter

Temperaturverhalten: kühl

Funktionskreis: Leber, Dickdarm

Wirkrichtung: in der Tiefe

Wirkung/Indikation:

- kühlt das Blut, leitet Feuchte-Hitze aus und stillt Blutungen
- klärt Leber-Hitze und beruhigt Leber-Feuer

Dosierung: 10 – 15 g

Kontraindikation: Milz- und Magen-Mangel-Kälte-Syndrome, Uterusblutungen bei *Qi*-Schwäche

13.4 Arzneimittel, die Blutungen stillen und die Leitbahnen wärmen

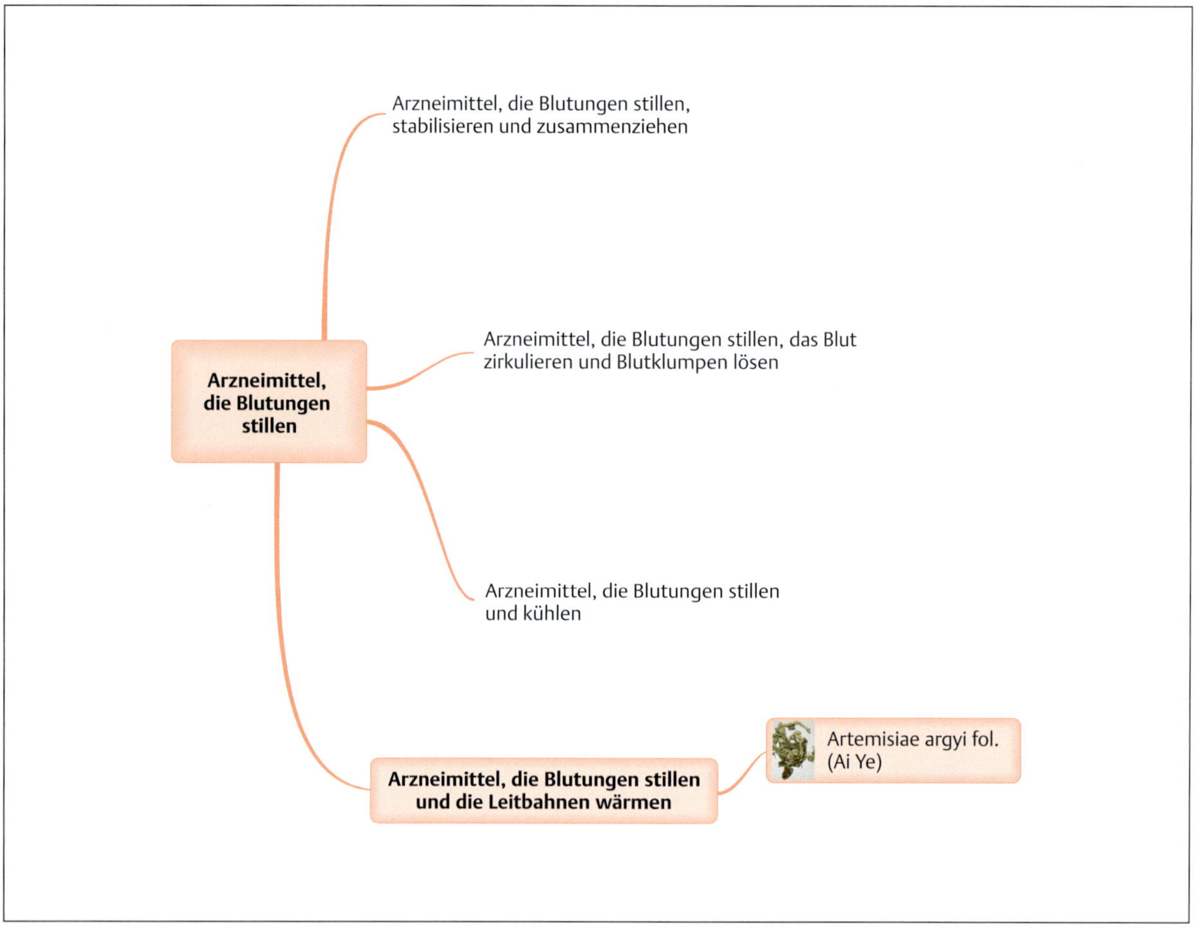

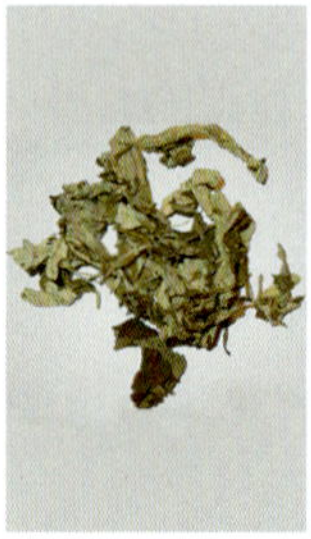

Artemisiae argyi fol. (Ai Ye) *Artemisia-Argyi-Blätter/Gemeiner Beifuß*

Geschmack: bitter, scharf

Temperaturverhalten: warm

Funktionskreis: Milz, Leber, Nieren

Wirkrichtung: in der Tiefe

Wirkung/Indikation:

- wärmt den Unterleib und die Leitbahnen, stillt Blutungen
- zerstreut Kälte, lindert Schmerzen
- zerstreut Feuchtigkeit, lindert Hautjuckreiz
- zerteilt Schleim, stillt Husten, erleichtert die Atmung
- beruhigt den Fetus und stabilisiert die Schwangerschaft

Dosierung: 3 – 9 g

Kontraindikation: Vorsicht bei Blut-Hitze und *Yin*-Mangel

14 Gruppe 12: Blut bewegende Arzneimittel

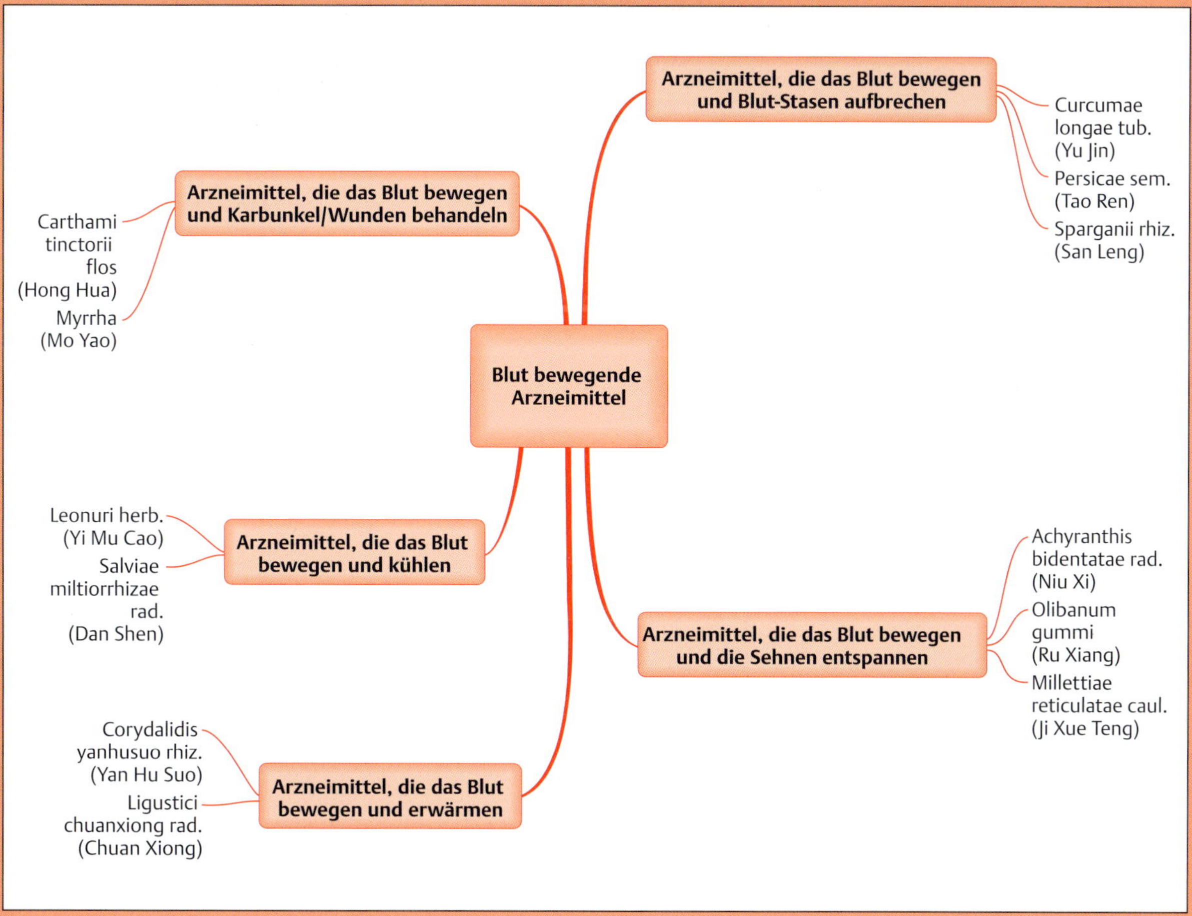

14.1 Arzneimittel, die das Blut bewegen und Blut-Stasen aufbrechen

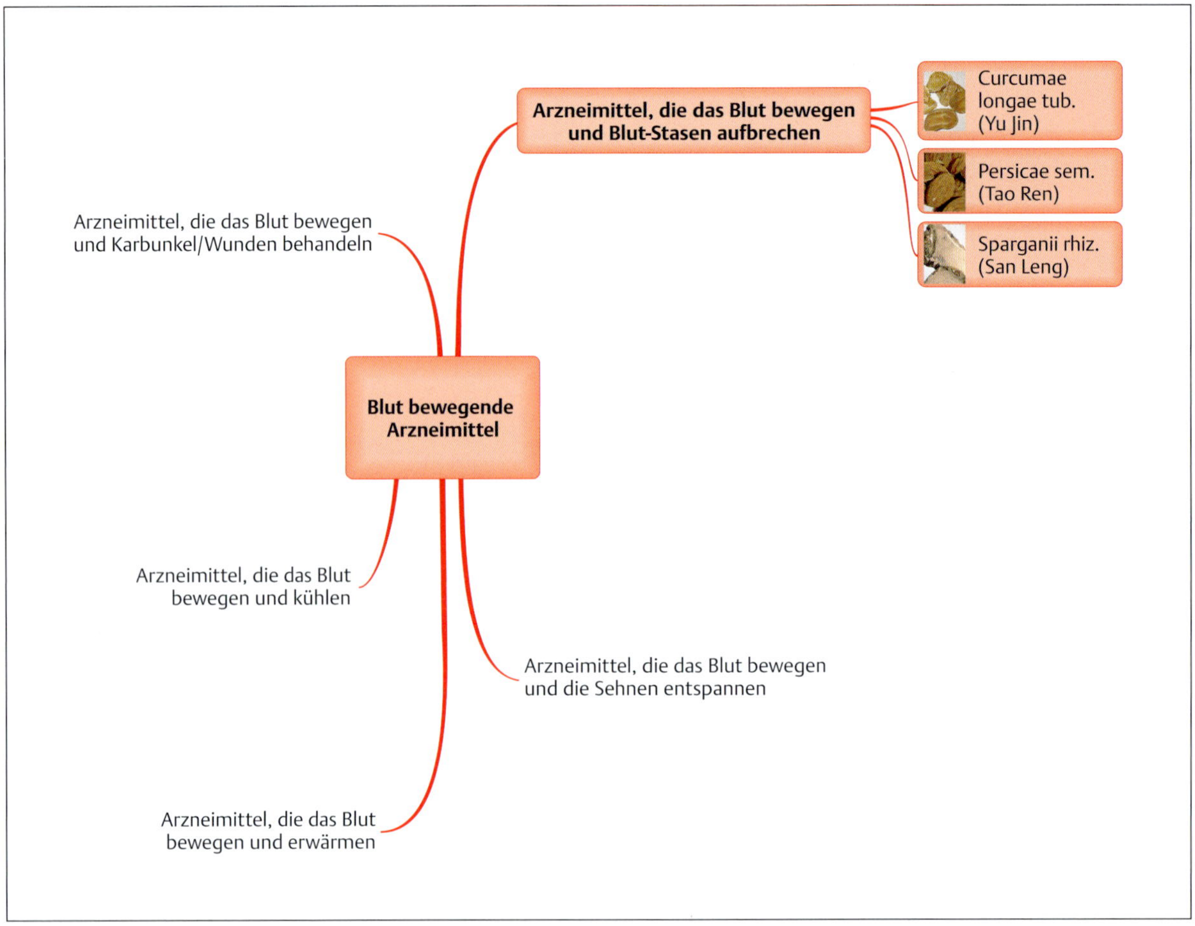

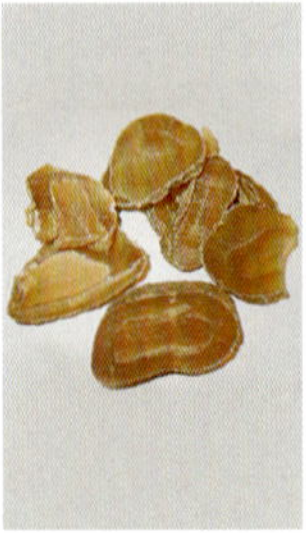

Curcumae longae tub. (Yu Jin) *Gelbwurzknolle*

Geschmack: scharf, bitter

Temperaturverhalten: kühl

Funktionskreis: Herz, Leber, Lunge, Gallenblase

Wirkrichtung: in der Tiefe

Wirkung/Indikation:

- aktiviert die *Qi*- und Blutzirkulation, beseitigt Blut-Stasen, lindert Schmerzen
- klärt Hitze und kühlt das Blut
- klärt das Herz und öffnet die Sinnesöffnungen, klärt das Bewusstsein
- unterstützt die Gallenblase und lindert Ikterus

Dosierung: 3 – 12 g

Kontraindikation: Vorsicht in der Schwangerschaft, bei Abwesenheit einer *Qi*- und Blut-Stagnation und bei *Yin*-Mangel durch Blutverlust

Toxizität

Inkompatibel mit Caryophylli flos (Ding Xiang).

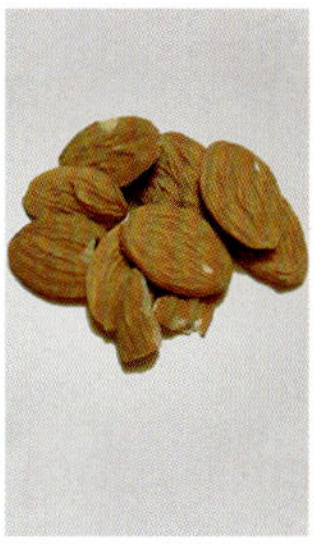

Persicae sem. (Tao Ren)
Pfirsichsamen

Geschmack: bitter, süß

Temperaturverhalten: neutral

Funktionskreis: Herz, Leber, Lunge, Dickdarm

Wirkrichtung: in der Tiefe

Wirkung/Indikation:

- aktiviert die Blut-Zirkulation und bricht Blut-Stagnationen auf
- befeuchtet den Darm und fördert den Stuhlgang bei Verstopfung
- klärt Feuchte-Hitze im Blut (Abszesse, Ekzeme, Wunden) und stillt Husten

Dosierung: 6 – 10 g (vor dem Abkochen zerstoßen)

Kontraindikation: Verbot in der Schwangerschaft und bei Blut-Mangel (Menorrhagien)

Toxizität

Mittelstark toxisch wegen des Gehaltes an Amygdalin.

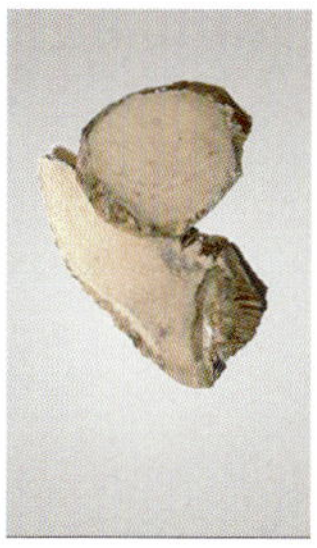

Sparganii rhiz. (San Leng)
Sparganiumwurzelstock/ Igelkolbenwurzelstock

Geschmack: bitter

Temperaturverhalten: neutral

Funktionskreis: Leber, Milz

Wirkrichtung: in der Tiefe

Wirkung/Indikation:

- bricht Blutverklumpungen auf und bewegt das *Qi*
- lindert Schmerzen und löst Ansammlungen auf

Dosierung: 3 – 9 g

Kontraindikation: Verbot in der Schwangerschaft und bei Hypermenorrhö, Vorsicht bei Mangel-Syndromen wie *Qi*-Schwäche und Blut-Mangel

14.2 Arzneimittel, die das Blut bewegen und die Sehnen entspannen

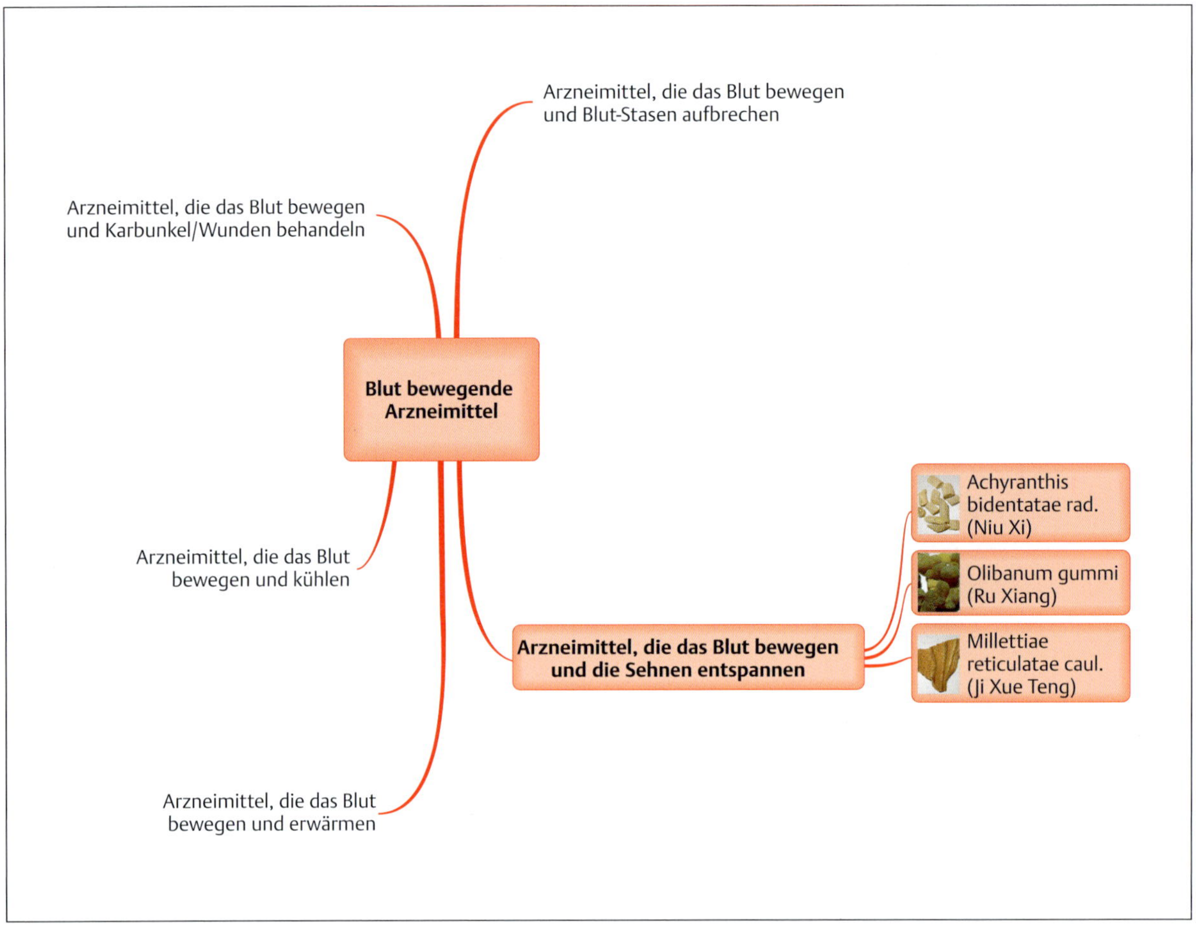

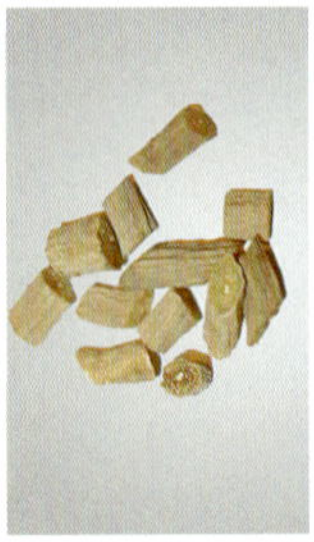

Achyranthis bidentatae rad. (Niu Xi)
Ochsenkniewurzel

Geschmack: bitter, sauer

Temperaturverhalten: neutral

Funktionskreis: Leber, Niere

Wirkrichtung: in der Tiefe

Wirkung/Indikation:

- tonisiert Leber und Nieren, stärkt Sehnen und Knochen
- aktiviert die Blutzirkulation und löst Blut-Stase
- klärt Feuchte-Hitze im Unteren Erwärmer, fördert die Diurese
- leitet das Blut abwärts, kühlt das Blut und stillt Blutungen

Dosierung: 4,5 – 9 g

Kontraindikation: Verbot in der Schwangerschaft, bei Diarrhö durch Milz-*Qi*-/*Yang*-Mangel-Syndrom, bei sehr starker Menstruation oder Spermatorrhö durch *Qi*-Mangel

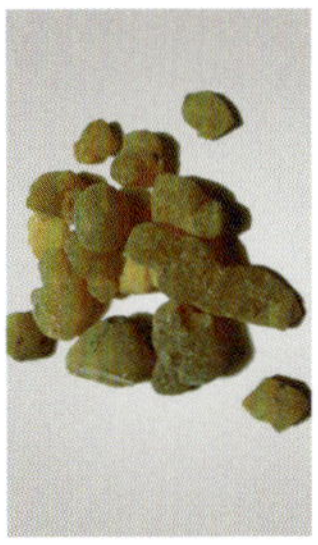

Olibanum gummi (Ru Xiang)
Harz des Weihrauchbaumes

Geschmack: scharf, bitter

Temperaturverhalten: warm

Funktionskreis: Herz, Leber, Milz

Wirkrichtung: emporhebend

Wirkung/Indikation:

- aktiviert die *Qi*- und Blutzirkulation, lindert Schmerzen
- reduziert Schwellungen und fördert die Heilung des Gewebes
- leitet Wind-Feuchtigkeit aus, entspannt die Muskeln und Sehnen, macht die Leitbahnen durchgängig

Dosierung: 3 – 9 g

Kontraindikation: Verbot in der Schwangerschaft und bei fehlender Blut-Stagnation

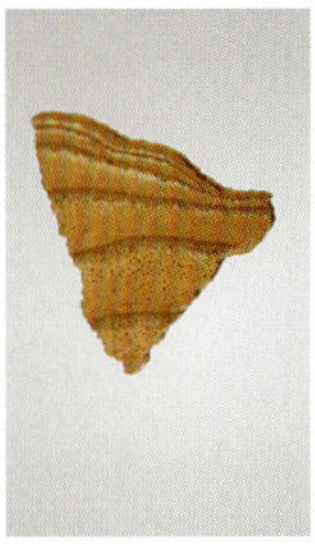

Millettiae reticulatae caul.
(Ji Xue Teng)
Milettiawurzelstängel

Geschmack: bitter, leicht süß

Temperaturverhalten: warm

Funktionskreis: Leber, Niere, Herz, Milz

Wirkrichtung: absenkend

Wirkung/Indikation:

- aktiviert die Blutzirkulation, reguliert und tonisiert das Blut
- öffnet die Leitbahnen und Nebengefäße, leitet Wind-Feuchtigkeit aus und entspannt die Sehnen

Dosierung: 9 – 15 g

Kontraindikation: Verbot in der Schwangerschaft, Vorsicht bei Hypermenorrhö

14.3 Arzneimittel, die das Blut bewegen und erwärmen

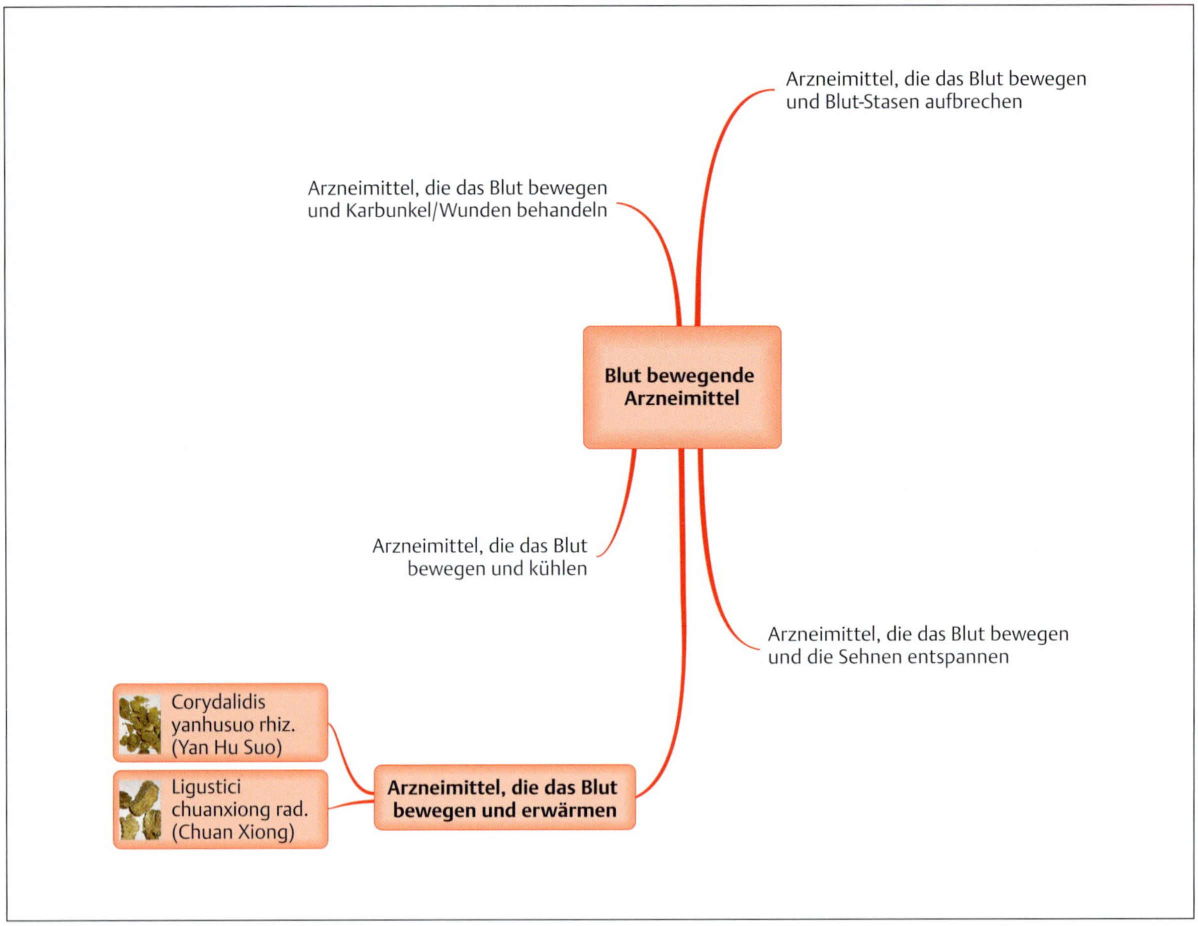

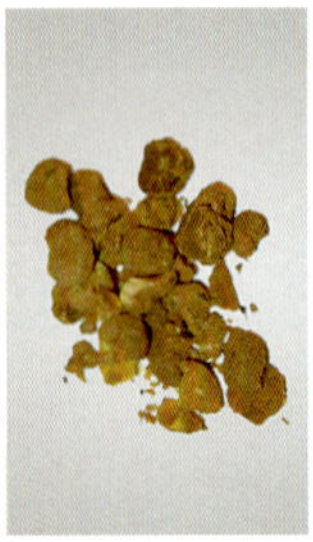

Corydalidis yanhusuo rhiz. (Yan Hu Suo) Lärchenspornwurzelstock

Geschmack: scharf, bitter

Temperaturverhalten: warm

Funktionskreis: Leber, Magen, Lunge

Wirkrichtung: an der Oberfläche

Wirkung/Indikation:

- aktiviert die Zirkulation von *Qi* und Blut und lindert dadurch Schmerzen

Dosierung: 3 – 10 g (das Rösten in Essig verstärkt die analgetische Wirkung.)

Kontraindikation: Verbot in der Schwangerschaft, Vorsicht bei einer Schwäche von *Qi* und Blut

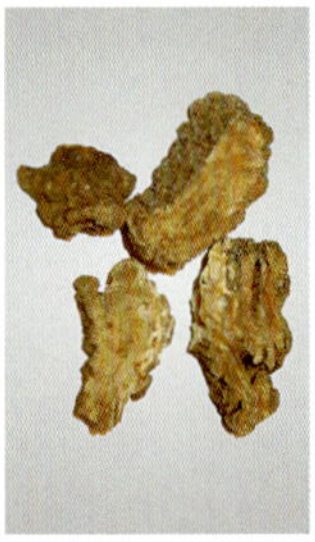

Ligustici chuanxiong rad. (Chuan Xiong) Szechuan-Liebstöckelwurzel

Geschmack: scharf

Temperaturverhalten: warm

Funktionskreis: Leber, Gallenblase, Perikard

Wirkrichtung: emporhebend

Wirkung/Indikation:

- aktiviert die Zirkulation von *Qi* und Blut

- leitet Wind aus und lindert Schmerzen
- bringt das *Qi* nach oben und lindert Kopfschmerzen

Dosierung: 3 – 10 g

Kontraindikation: *Yin*-Mangel mit Hitze-Symptomen, Kopfschmerzen durch aufsteigendes Leber-*Yang*, Hypermenorrhö

Toxizität

Inkompatibel mit Veratri nigri rad. et rhiz. (Li Lu).

Beachte

Überdosierung kann zu Schwindel und Erbrechen führen.

14.4 Arzneimittel, die das Blut bewegen und kühlen

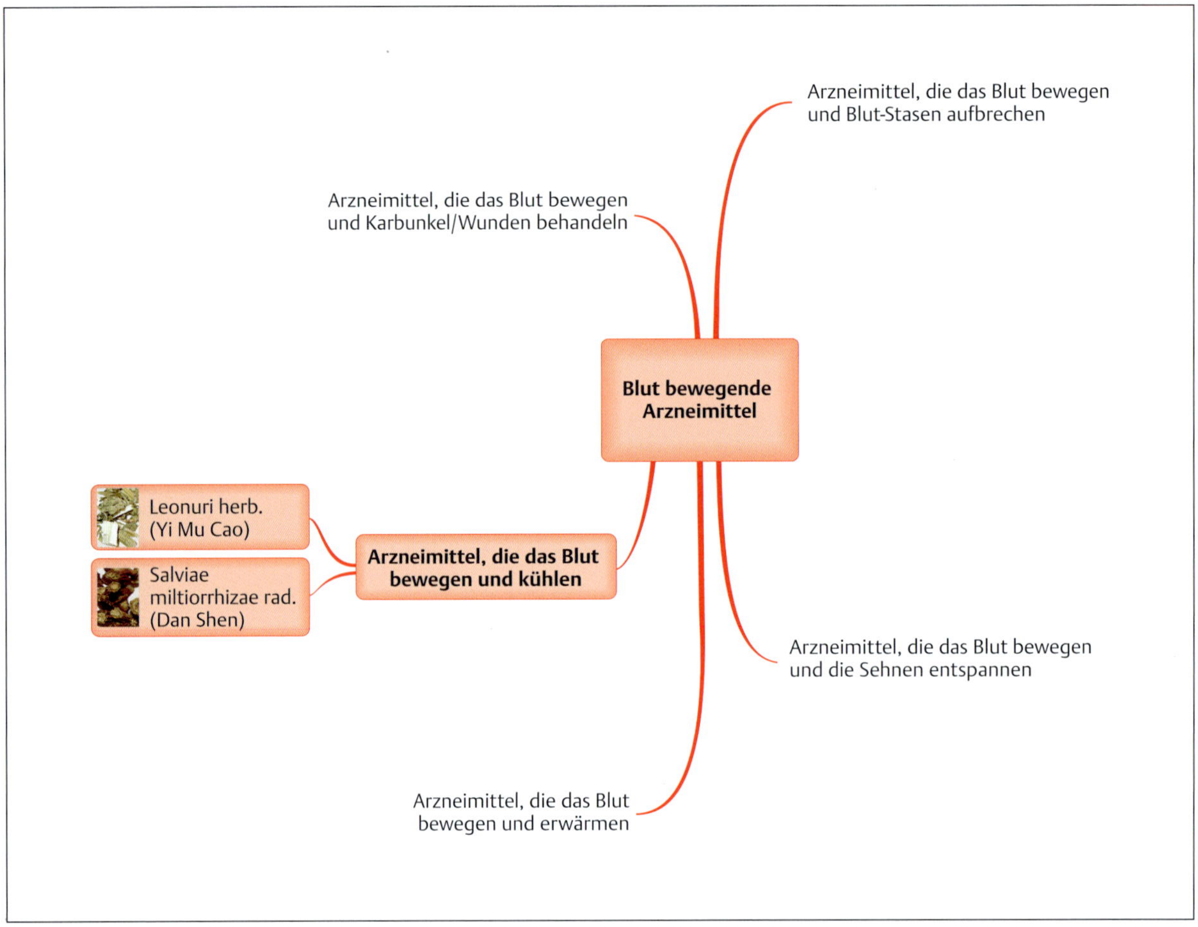

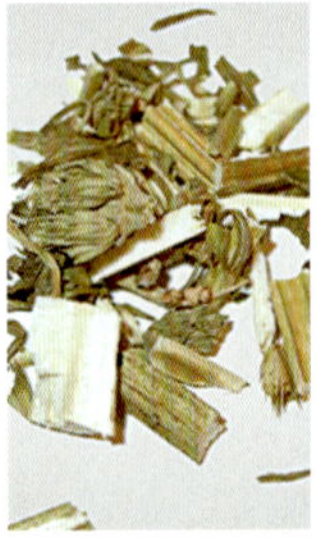

Leonuri herb. (Yi Mu Cao)
Chinesisches Mutterkraut

Geschmack: scharf, bitter, süß

Temperaturverhalten: kühl

Funktionskreis: Herz, Leber, Blase

Wirkrichtung: in der Tiefe

Wirkung/Indikation:

- bewegt das Blut und löst Blut-Stasen auf, harmonisiert die Menstruation
- fördert die Diurese und reduziert Ödeme
- klärt Hitze, eliminiert Toxine und reduziert Schwellungen

Dosierung: 10 – 15 g

Kontraindikation: Verbot in der Schwangerschaft, mit Vorsicht bei *Yin*- oder Blut-Mangel

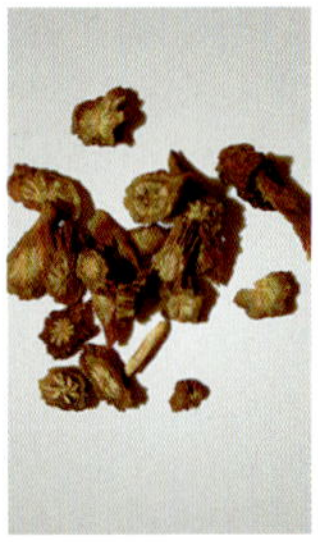

Salviae miltiorrhizae rad. (Dan Shen)
Rotwurzsalbeiwurzel

Geschmack: bitter

Temperaturverhalten: kühl

Funktionskreis: Herz, Perikard, Leber

Wirkrichtung: absenkend

Wirkung/Indikation:

- bewegt das Blut und löst Blut-Stasen auf
- kühlt das Blut, reduziert Schwellungen (Abszesse, Geschwüre)

- nährt das Blut, beruhigt innere Unruhe und Angst

Dosierung: 3 – 10 g

Kontraindikation: Verbot in der Schwangerschaft und bei Bluterkrankheit, mit Vorsicht bei Hypermenorrhö, Hämoptysis oder Hämaturie

Toxizität

Inkompatibel mit Veratri nigri rad. et rhiz. (Li Lu).

14.5 Arzneimittel, die das Blut bewegen und Karbunkel/Wunden behandeln

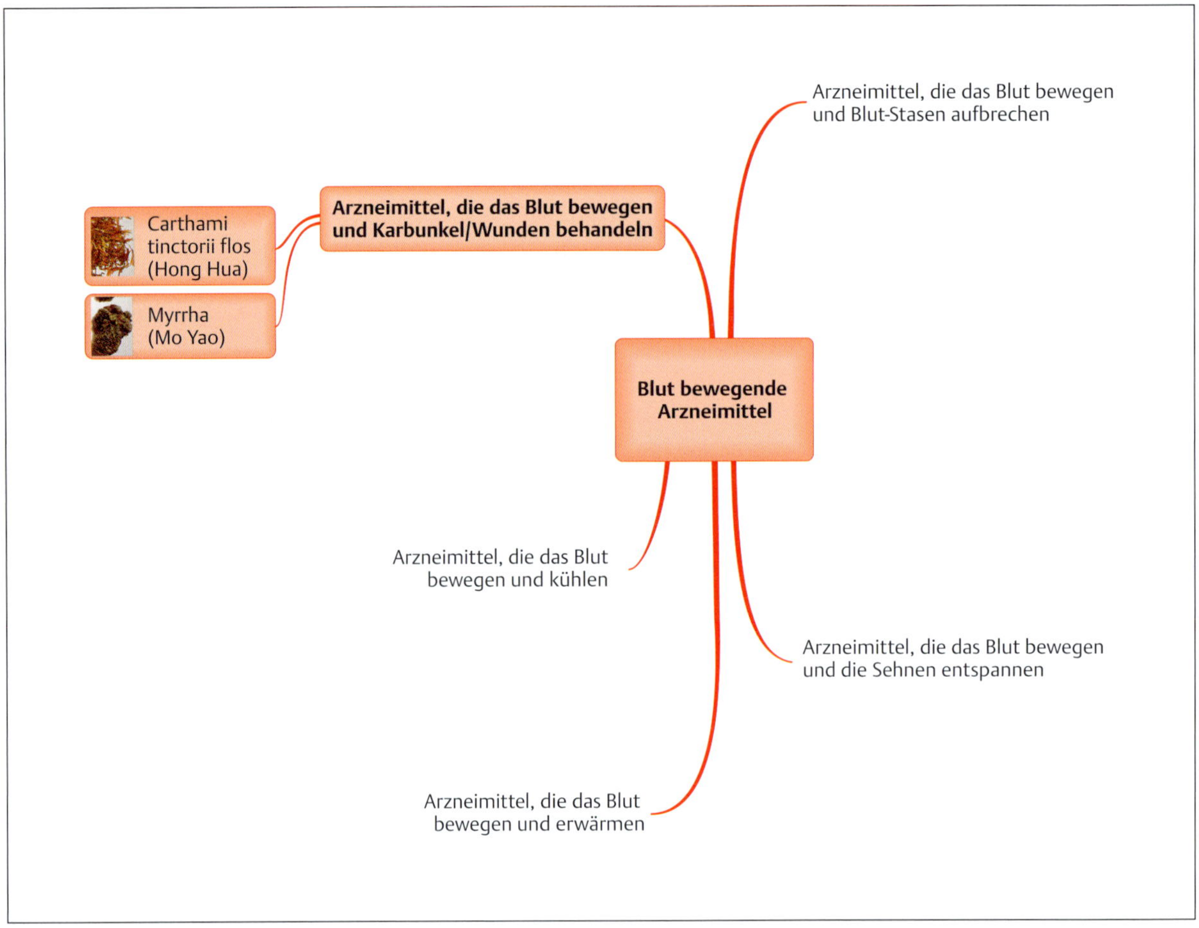

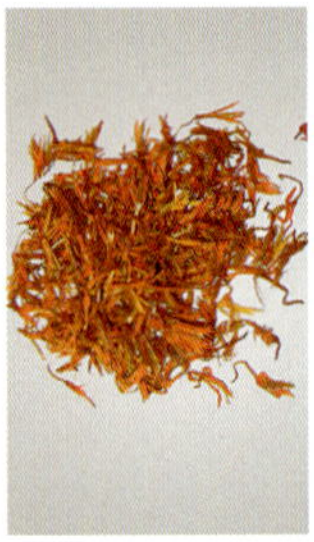

Carthami tinctorii flos (Hong Hua) *Saflorblüten/Wilder Safran*

Geschmack: scharf

Temperaturverhalten: warm

Funktionskreis: Herz, Leber

Wirkrichtung: in der Tiefe

Wirkung/Indikation:

- aktiviert die Blutzirkulation und bewegt das Blut, löst Blut-Stase
- reguliert die Menstruation und lindert Schmerzen

Dosierung: 3 – 9 g

Kontraindikation: Verbot in der Schwangerschaft und bei Menorrhagien

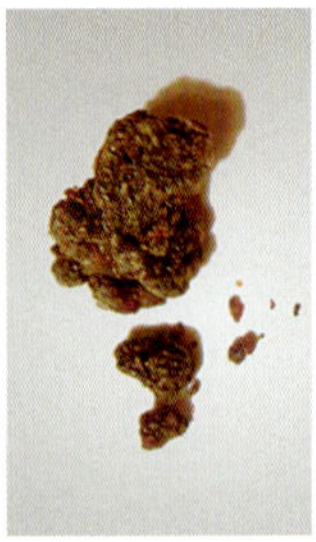

Myrrha (Mo Yao) *Myrrhe/Gummiharz des Myrrhebaumes*

Geschmack: bitter

Temperaturverhalten: neutral

Funktionskreis: Herz, Leber, Milz

Wirkrichtung: emporhebend

Wirkung/Indikation:

- aktiviert die Blutzirkulation, löst Blut-Stasen und lindert Schmerzen
- reduziert Schwellungen und fördert die Neubildung von Gewebe (bes. bei chronischen Wunden)

Dosierung: 3 – 9 g

Kontraindikation: Verbot in der Schwangerschaft und bei starken uterinen Blutungen

15 Gruppe 13: Arzneimittel zum Umwandeln von Schleim und zum Lindern von Husten und Beruhigen von Asthma

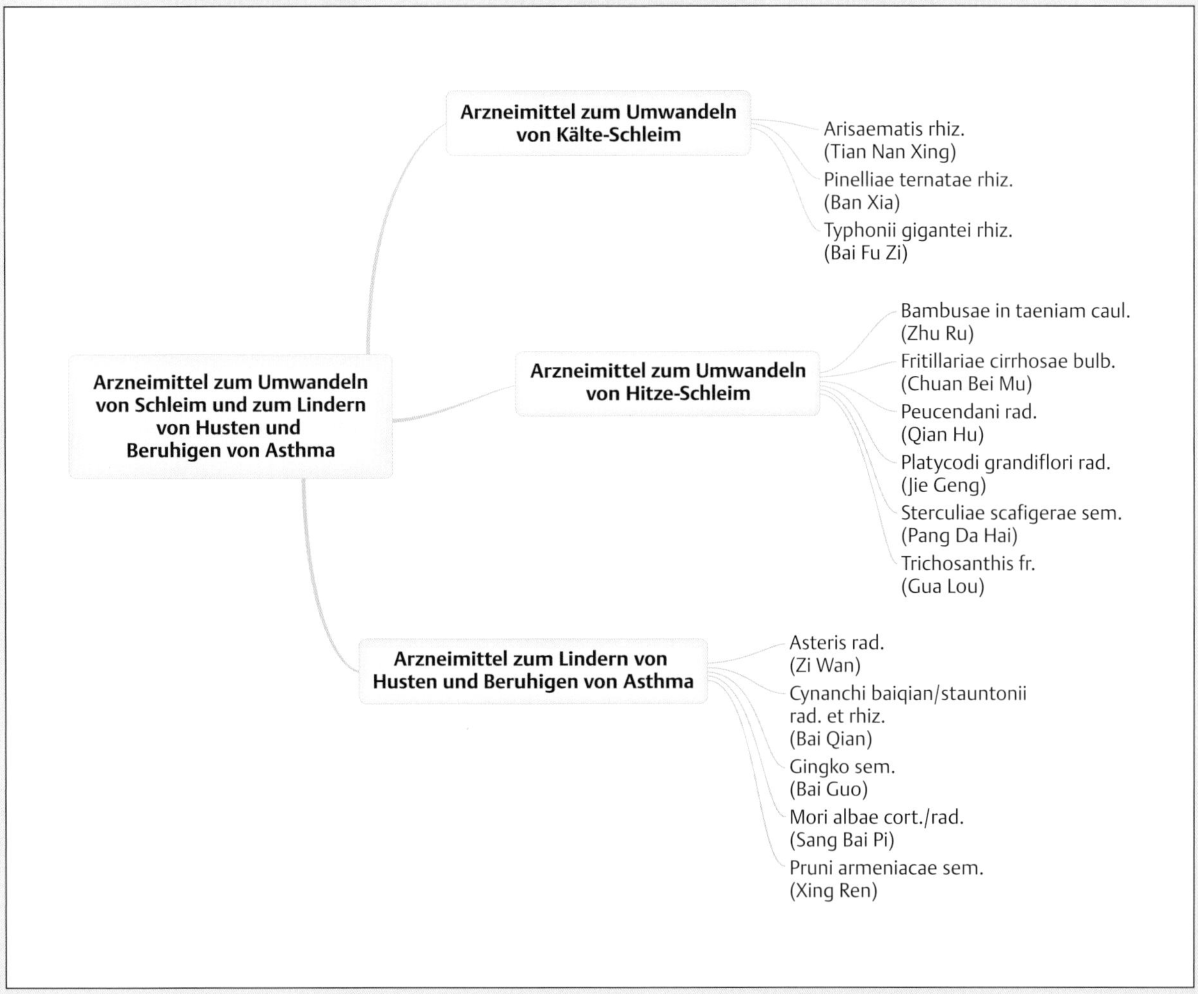

15.2 Arzneimittel zum Umwandeln von Hitze-Schleim

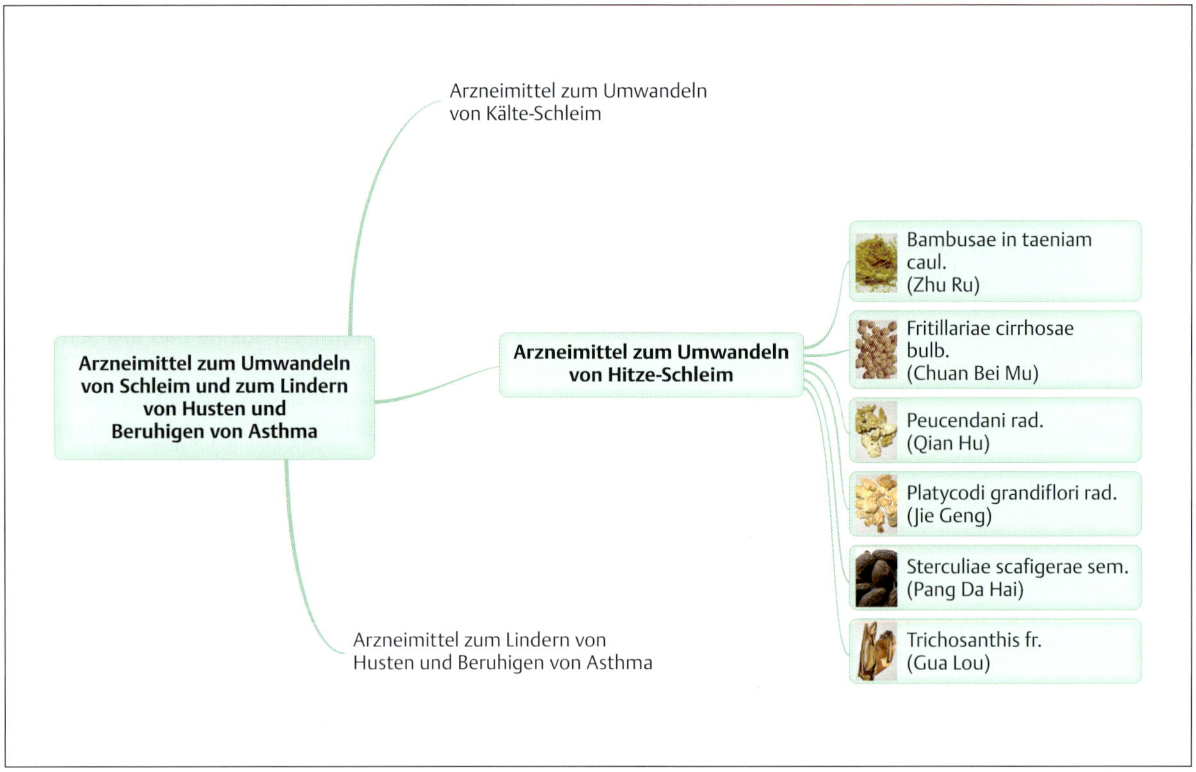

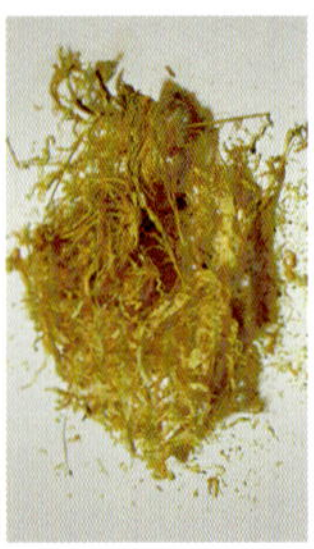

Bambusae in taeniam caul. *(Zhu Ru)* *Bambusrohrstreifen*

Geschmack: süß

Temperaturverhalten: kühl

Funktionskreis: Lunge, Magen, Gallenblase

Wirkrichtung: absenkend

Wirkung/Indikation:

- klärt Hitze und transformiert heißen Schleim
- klärt (Magen-) Hitze und lindert Erbrechen und Übelkeit
- kühlt das Blut und stillt Blutungen
- stabilisiert den Fetus

Dosierung: 4,5 – 9 g

Kontraindikation: Übelkeit und Erbrechen durch Kälte, Nahrungsstagnation im Magen, Diarrhö durch Kälte

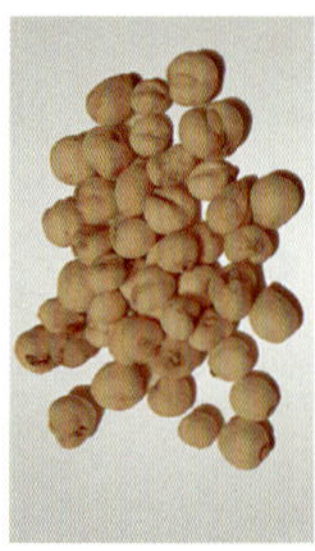

Fritillariae cirrhosae bulb. *(Chuan Bei Mu)* *Szechuan-Schachblumenzwiebel*

Geschmack: bitter, süß

Temperaturverhalten: kühl

Funktionskreis: Lunge, Herz

Wirkrichtung: in der Tiefe

Wirkung/Indikation:

- löst Schleim auf, nährt die Lunge und lindert Husten
- klärt Hitze und löst (subkutane) Knoten auf

Dosierung: 3 – 12 g

Kontraindikation: Milz- oder Magen-*Qi-/Yang*-Mangel, Husten wegen Kälte-Schleim

Toxizität

In unbehandeltem Zustand giftig! Verhält sich antagonistisch zu Aconiti rad. (Wu Tou).

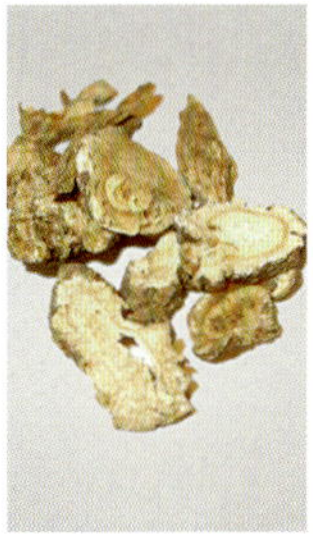

Peucedani rad. (Qian Hu)
Haarstrangwurzel

Geschmack: bitter, scharf

Temperaturverhalten: kühl

Funktionskreis: Lunge

Wirkrichtung: absenkend

Wirkung/Indikation:

- bringt rebellierendes *Qi* nach unten und löst heißen Schleim auf
- löst Wind aus der Oberfläche und klärt Hitze

Dosierung: 3 – 9 g

Kontraindikation: Husten durch Leere-Hitze oder *Yin*-Mangel, Husten durch kalten Schleim

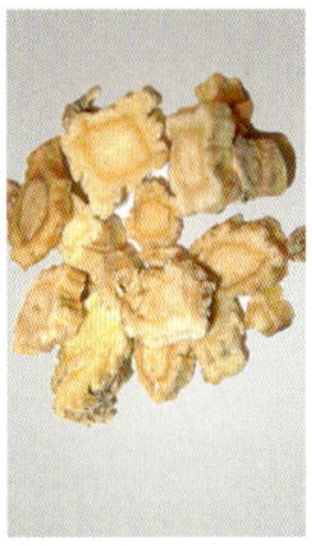

Platycodi grandiflori rad. (Jie Geng)
Ballonblumenwurzel

Geschmack: bitter, scharf

Temperaturverhalten: neutral

Funktionskreis: Lunge

Wirkrichtung: emporhebend

Wirkung/Indikation:

- bewegt das Lungen-*Qi*, löst Schleim, belüftet die Lungen und hilft dem Hals
- fördert die Eiterausleitung
- hebt das *Qi* nach oben, lenkt die Wirkung anderer Arzneimittel in obere Regionen des Körpers

Dosierung: 3 – 9 g

Kontraindikation: Hämoptysen, Tuberkulose, chronischer Husten durch *Yin*-Mangel

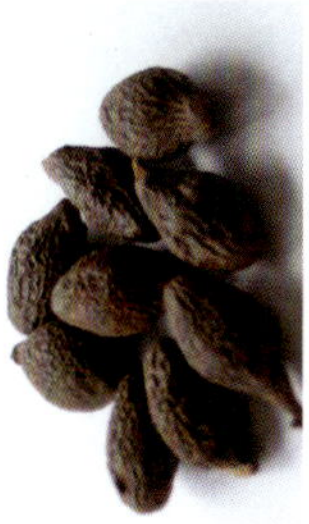

Sterculiae scafigerae sem.
(Pang Da Hai)
Sterkuliensamen

Geschmack: süß

Temperaturverhalten: kalt

Funktionskreis: Lunge, Dickdarm

Wirkrichtung: absenkend

Wirkung/Indikation:

- klärt und ventiliert das Lungen-*Qi*
- befeuchtet die Därme und fördert den Stuhlgang

Dosierung: 3 – 5 g

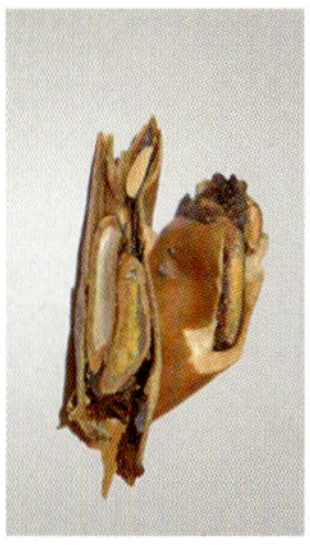

Trichosanthis fr. (Gua Lou)
Schlangenkürbisfrucht

Geschmack: süß, schwach bitter

Temperaturverhalten: kalt

Funktionskreis: Lunge, Magen, Dickdarm

Wirkrichtung: absenkend

Wirkung/Indikation:

- klärt Lungen-Hitze, transformiert Schleim-Hitze
- reguliert das *Qi* (in der Brust) und erweitert die Brust
- löst (subkutane) Knoten auf und leitet Eiter aus

Dosierung: 10 – 20 g

Kontraindikation: Mangel-Syndrome von Milz und Magen durch Kälte, Kälte-Schleim oder Schleim-Feuchtigkeit

Toxizität

Verhält sich antagonistisch zu Aconiti rad. (Wu Tou), Zingiberis officinalis rhiz. (Gan Jiang) und Achyranthis bidentatae rad. (Niu Xi).

15.3 Arzneimittel zum Lindern von Husten und Beruhigen von Asthma

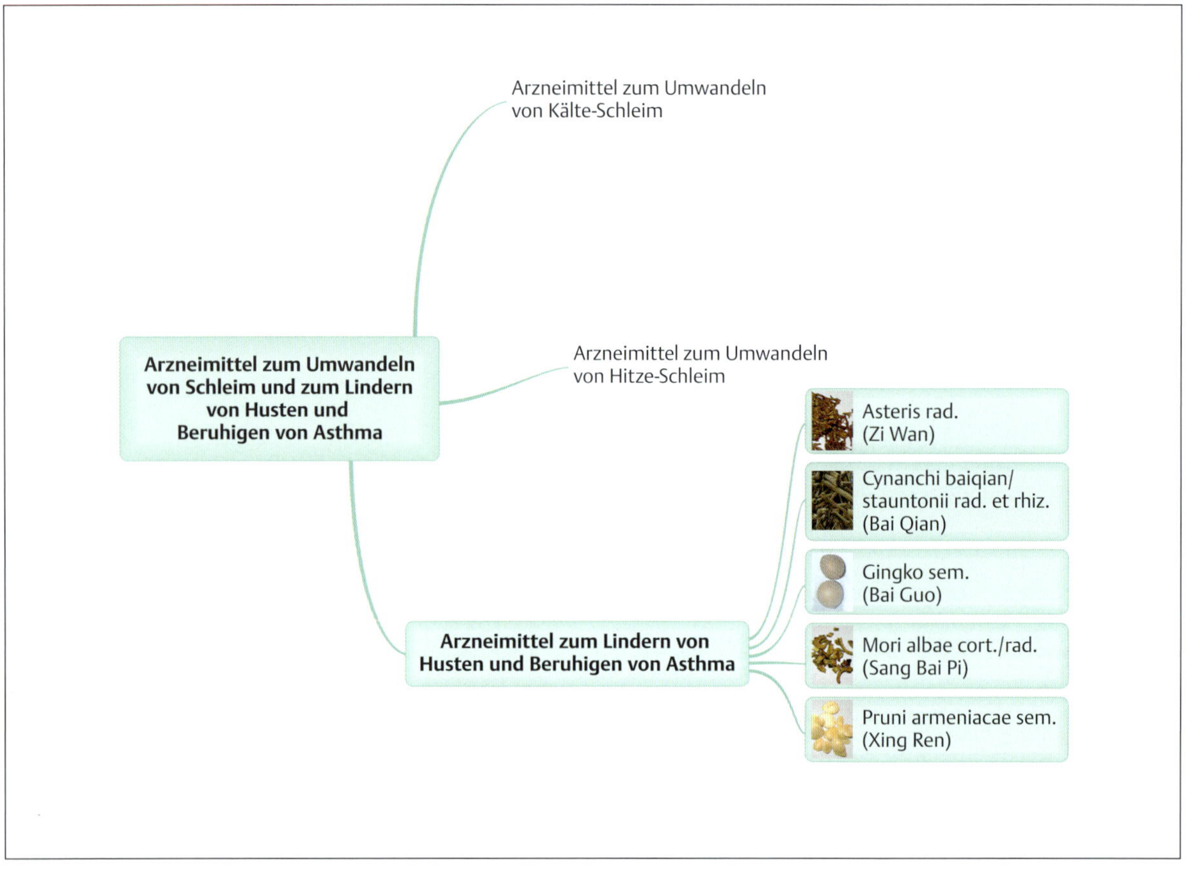

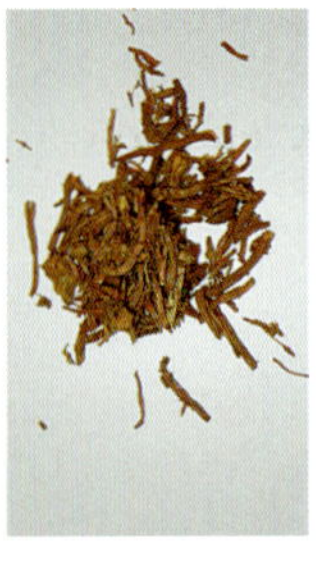

Asteris rad. (Zi Wan)
Asternwurzel

Geschmack: bitter, süß

Temperaturverhalten: leicht warm

Funktionskreis: Lunge

Wirkrichtung: absenkend

Wirkung/Indikation:

- lindert Husten und löst Schleim
- befeuchtet Trockenheit und stillt Blutungen

Dosierung: 3 – 9 g

Kontraindikation: Vorsicht bei Husten durch *Yin*-Mangel mit Hitze-Symptomen oder Erkrankungen durch pathogene Hitze

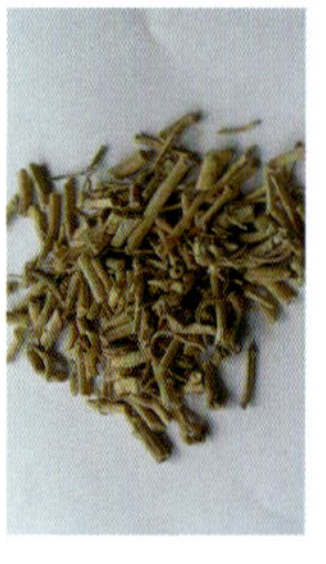

Cynanchi baiqian/stauntonii rad. et rhiz. (Bai Qian)
Schwalbenwurzwurzel

Geschmack: scharf, süß

Temperaturverhalten: neutral, leicht warm

Funktionskreis: Lunge

Wirkrichtung: absenkend

Wirkung/Indikation:

- senkt das *Qi* nach unten, löst Schleim auf, lindert Husten

Dosierung: 3 – 10 g

Kontraindikation: trockener Husten aufgrund von *Yin*-Mangel, Magengeschwüre

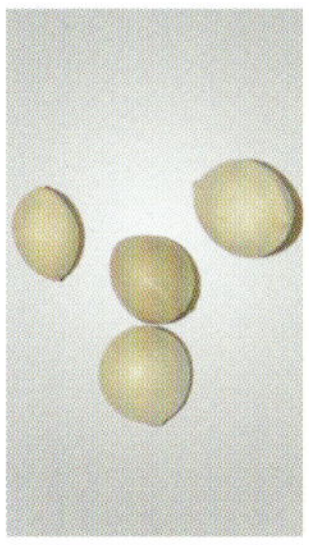

Gingko sem. (Bai Guo)
Gingkosamen

Geschmack: süß, bitter, adstringierend,

Temperaturverhalten: neutral

Funktionskreis: Lunge

Wirkrichtung: in der Tiefe

Wirkung/Indikation:

- lindert Asthma/Keuchatmung und löst Schleim auf
- stoppt das Auslaufen von Flüssigkeiten im Unteren Erwärmer

Dosierung: 1,5 – 9 g

Kontraindikation: Vorsicht in der Schwangerschaft, bei Fülle-Mustern oder äußeren Erkrankungen, bei Lungen-*Yin*-Mangel mit zähem Schleim

Toxizität

Leicht giftig bei Überdosierung und längerer Anwendung.

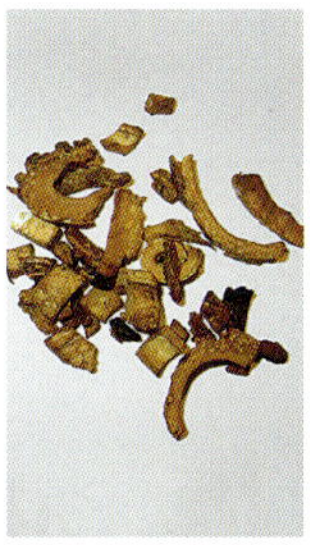

Mori albae cort./rad. (Sang Bai Pi)
Maulbeerwurzelrinde

Geschmack: süß

Temperaturverhalten: kalt

Funktionskreis: Lunge

Wirkrichtung: absenkend

Wirkung/Indikation:

- reduziert Hitze in der Lunge, stoppt Husten und Keuchatmung
- fördert die Diurese und reduziert Ödeme
- senkt den Blutdruck

Dosierung: 9 – 15 g

Kontraindikation: Husten bei Kälte in der Lunge

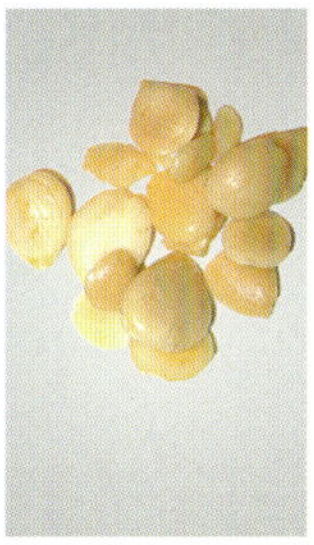

Pruni armeniacae sem. (Xing Ren)
Bittere Aprikosensamen

Geschmack: bitter

Temperaturverhalten: leicht warm

Funktionskreis: Lunge, Dickdarm

Wirkrichtung: absenkend

Wirkung/Indikation:

- vertreibt Husten und lindert Keuchatmung, bringt das Lungen-*Qi* nach unten, zerstreut Wind-Kälte
- befeuchtet den Darm und bewegt den Stuhl

Dosierung: 4,5 – 9 g

Kontraindikation: Diarrhö

Toxizität

Überdosierung aufgrund einer leichten Toxizität vermeiden.
Bei Kindern vorsichtig anwenden.

16 Gruppe 14: Arzneimittel zur Beruhigung des Geistes

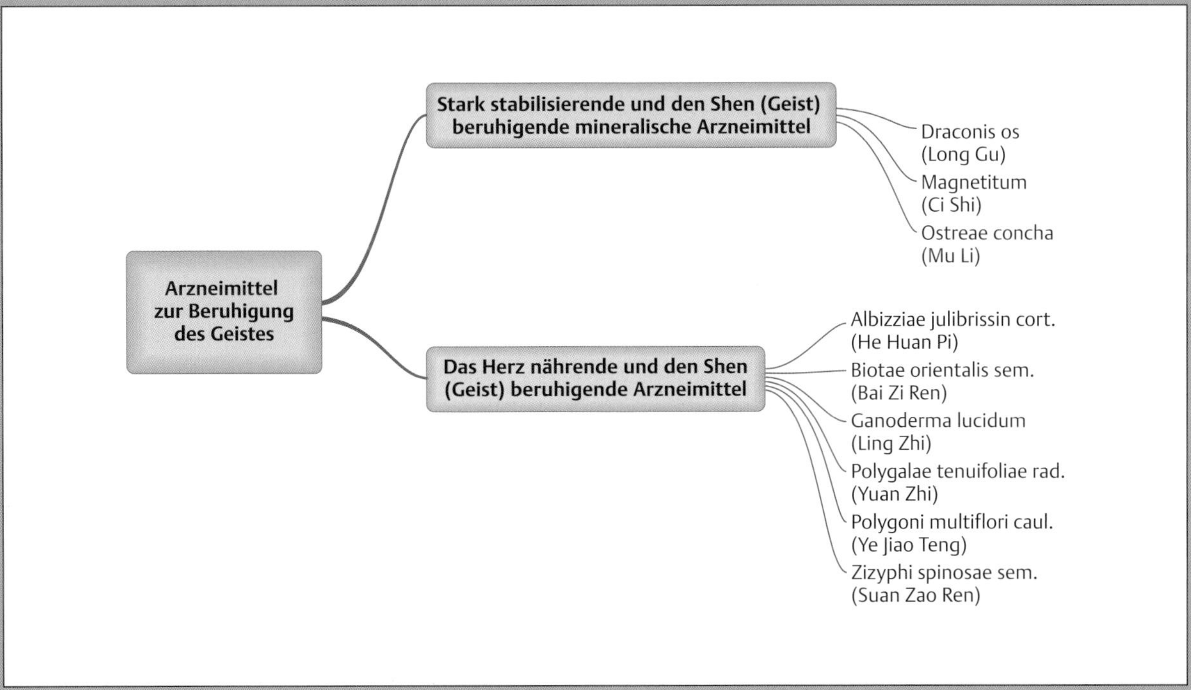

16.1 Stark stabilisierende und den Shen (Geist) beruhigende mineralische Arzneimittel

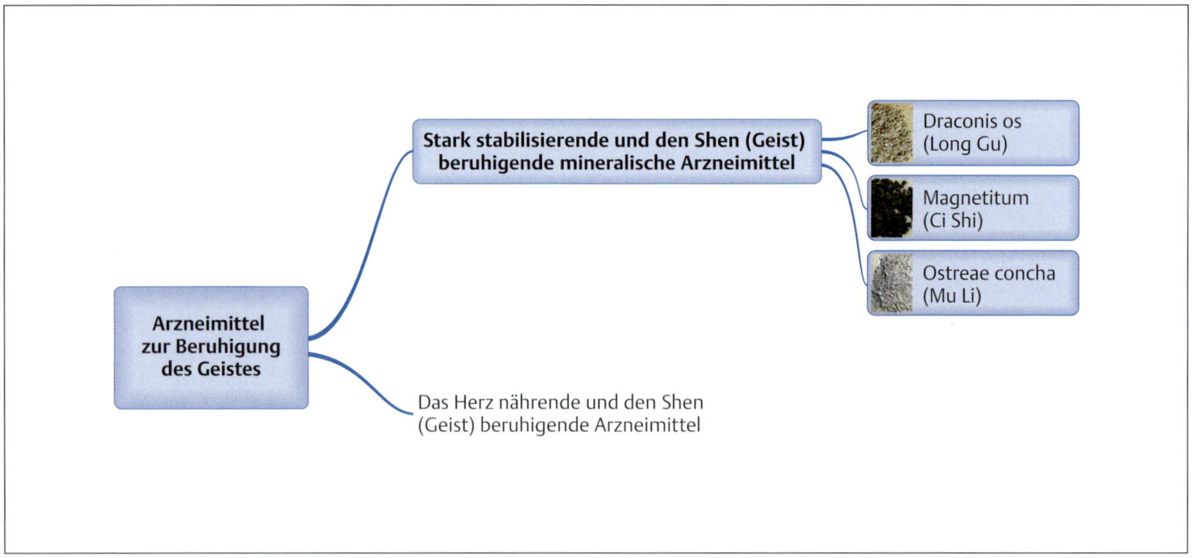

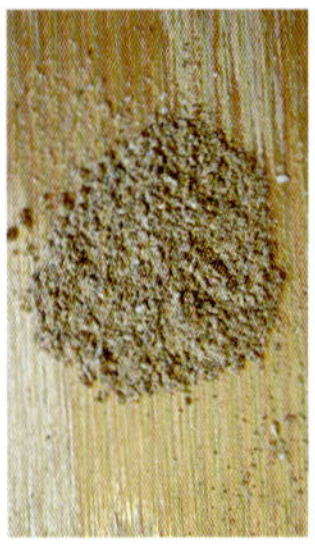

Draconis os (Long Gu)
Fossile Mammutknochen

Geschmack: süß, adstringierend

Temperaturverhalten: kühl

Funktionskreis: Herz, Leber, Niere

Wirkrichtung: absenkend

Wirkung/Indikation:

- beruhigt die Leber und verankert das aufsteigende Leber-*Yang*
- beruhigt den *Shen* (Geist) und das Herz
- verhindert den Verlust von Flüssigkeiten (u. a. bei Leukorrhö, Spermatorrhö, Schwitzen)
- fördert die Heilung von Geschwüren und die Wundheilung

Dosierung: 15 – 30 g

Kontraindikation: Feuchte Hitze und äußere Erkrankungen

Beachte

Das Arzneimittel sollte vor Abkochung der anderen Rezepturbestandteile 20 – 30 Minuten vorgekocht werden.

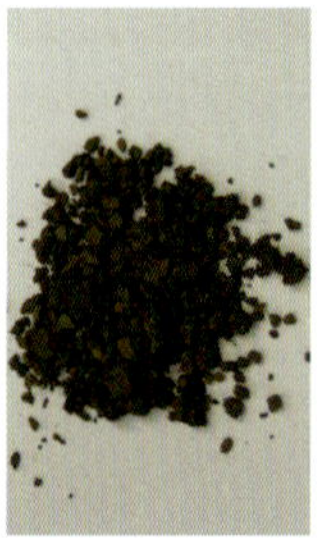

Magnetitum (Ci Shi)
Magneteisenstein

Geschmack: scharf, salzig

Temperaturverhalten: kalt

Funktionskreis: Leber, Nieren, Herz

Wirkrichtung: absenkend

Wirkung/Indikation:

- verankert das aufsteigende Leber-*Yang* und beruhigt den *Shen* (Geist)
- verbessert das Hören und klärt die Augen
- stoppt Keuchatmung und hilft den Nieren das Lungen-*Qi* zu ergreifen

Dosierung: 10 – 30 g

Kontraindikation: Milz- und Magen-Mangel-Syndrome

Toxizität

Vorsicht bei Langzeitanwendung!

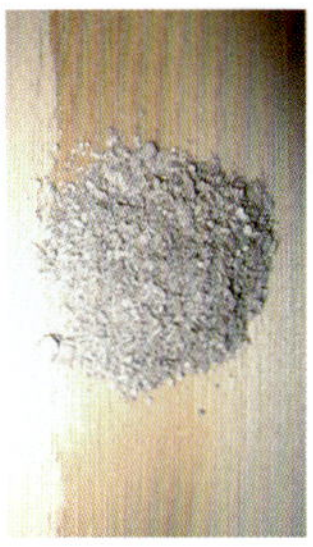

Ostreae concha (Mu Li)
Austernschalen

Geschmack: salzig, adstringierend

Temperaturverhalten: kühl

Funktionskreis: Leber, Niere

Wirkrichtung: absenkend

Wirkung/Indikation:

- beruhigt die Leber, klärt Leber-Feuer und verankert das aufsteigende *Yang*
- erweicht Verhärtungen und löst (subkutane) Knoten auf
- verhindert den Verlust von Flüssigkeiten (u. a. bei Leukorrhö, Spermatorrhö, Schwitzen)
- neutralisiert Übersäuerung und lindert Magenschmerzen

Dosierung: 10 – 30 g

Kontraindikation: Feuchte-Hitze, hohes Fieber ohne Schwitzen, ausgeprägte Kälte- und Mangel-Syndrome

16.2 Das Herz nährende und den Shen (Geist) beruhigende Arzneimittel

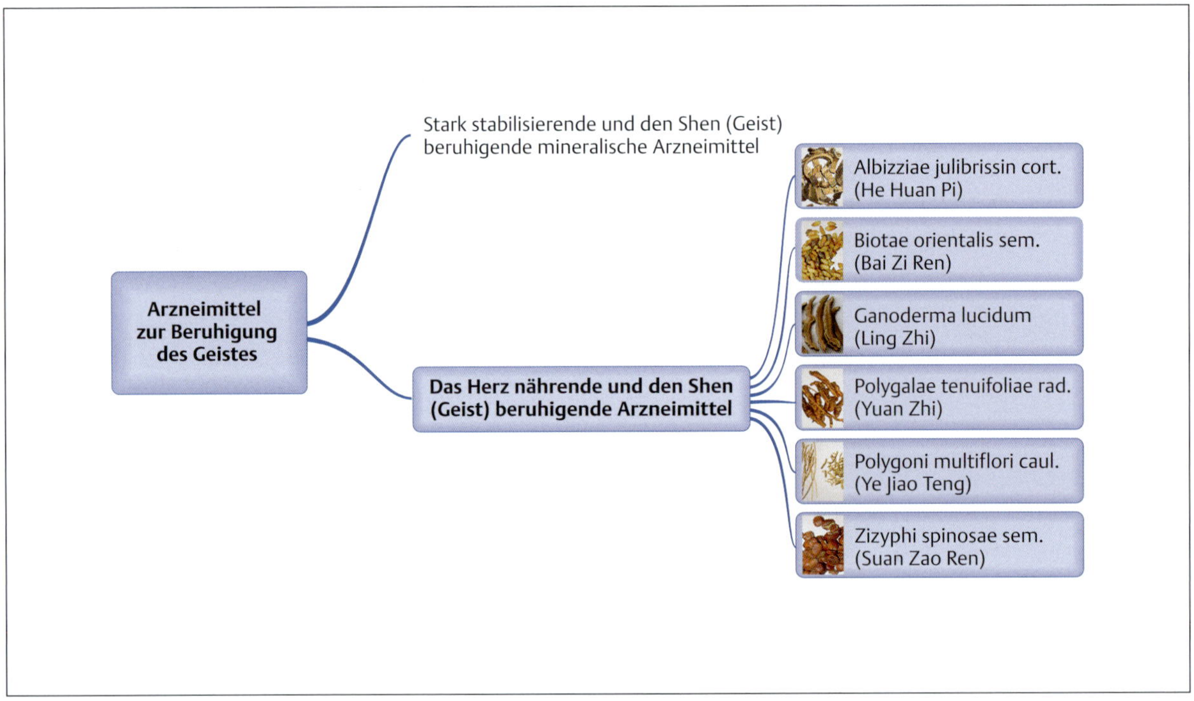

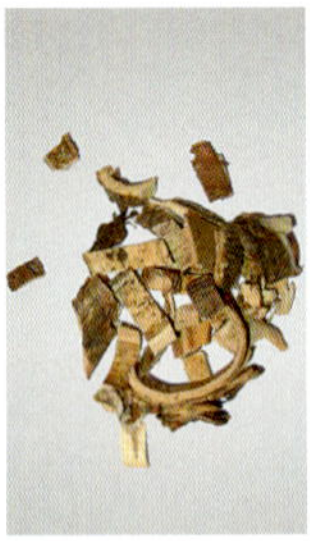

Albizziae julibrissin cort. (He Huan Pi) Seidenakazienrinde

Geschmack: süß

Temperaturverhalten: neutral

Funktionskreis: Herz, Leber

Wirkrichtung: absenkend

Wirkung/Indikation:

- beruhigt den *Shen* (Geist) und befreit von Depressionen durch Leber-*Qi*-Stagnation
- stärkt das Blut und reduziert Schwellungen

Dosierung: 10 – 15 g

Kontraindikation: Vorsicht in der Schwangerschaft

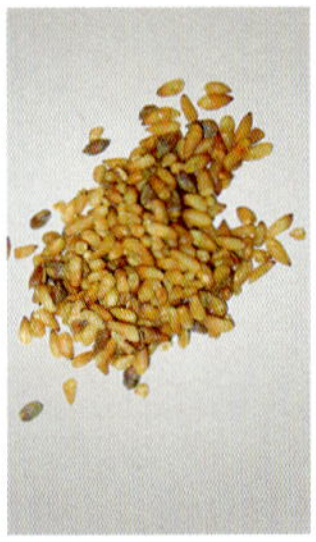

Biotae orientalis sem. (Bai Zi Ren) Orientalischer Lebensbaumsamen

Geschmack: süß, scharf

Temperaturverhalten: neutral

Funktionskreis: Herz, Niere, Dickdarm, Milz

Wirkrichtung: absenkend

Wirkung/Indikation:

- nährt das Herz und beruhigt den *Shen* (Geist)
- befeuchtet den Darm und fördert den Stuhlgang

Dosierung: 9 – 18 g

Kontraindikation: Diarrhö oder übermäßiger Schleim

Beachte

Die Samen vor Gebrauch zerstoßen.

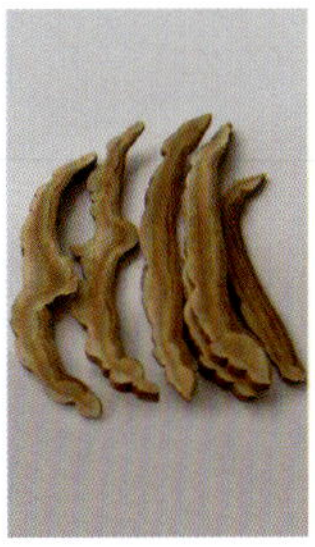

Ganoderma lucidum (Ling Zhi)
Reishi-Pilz/Lackporling

Geschmack: süß

Temperaturverhalten: neutral

Funktionskreis: Herz, Leber, Lunge

Wirkrichtung: absenkend

Wirkung/Indikation:

- nährt das Herz und beruhigt den *Shen* (Geist)
- stoppt Husten und Keuchatmung
- stärkt *Qi* und Blut

Dosierung: 3 – 15 g

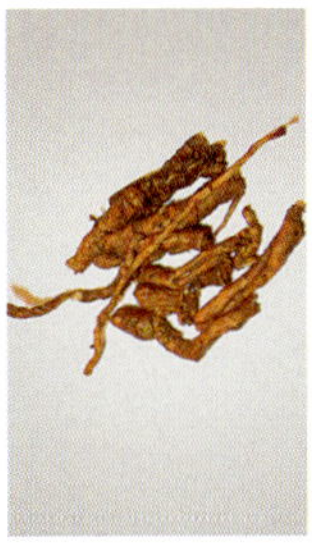

Polygalae tenuifoliae rad.
(Yuan Zhi)
Kreuzblumenwurzel

Geschmack: scharf, bitter

Temperaturverhalten: leicht warm

Funktionskreis: Lunge, Herz

Wirkrichtung: absenkend

Wirkung/Indikation:

- beruhigt Herz und *Shen* (Geist)
- leitet Schleim aus und befreit die Sinne
- leitet kalten Schleim aus der Lunge aus
- reduziert Abszesse und Schwellungen, lindert Schmerzen

Dosierung: 3 – 9 g

Kontraindikation: Vorsicht in der Schwangerschaft, bei *Yin*-Mangel mit Hitze-Syndromen, Magen-Hitze (Gastritis, Ulkus), heißem Schleim

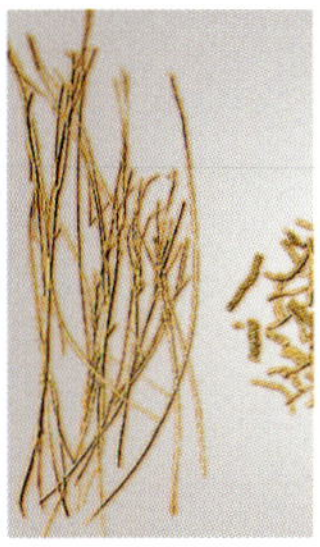

Polygoni multiflori caul.
(Ye Jiao Teng)
Vielblütiger Knöterichstängel

Geschmack: süß, leicht bitter

Temperaturverhalten: neutral

Funktionskreis: Herz, Leber

Wirkrichtung: absenkend

Wirkung/Indikation:

- nährt das Herz und das Blut, beruhigt den *Shen* (Geist)
- öffnet die Leitbahnen und Nebengefäße, leitet Wind-Feuchtigkeit aus, stoppt Hautjuckreiz und lindert Schmerzen

Dosierung: 9 – 30 g

Kontraindikation: Diarrhö

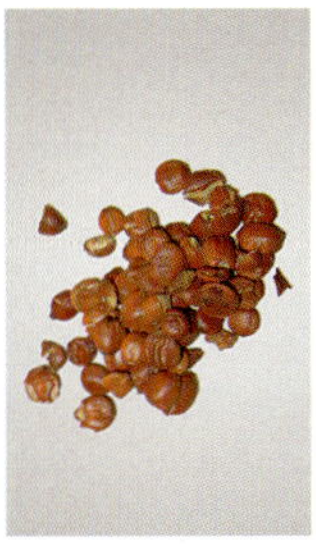

Zizyphi spinosae sem.
(Suan Zao Ren)
Stacheljujubensamen

Geschmack: süß, sauer

Temperaturverhalten: neutral

Funktionskreis: Herz, Leber, Milz, Gallenblase

Wirkrichtung: absenkend

Wirkung/Indikation:

- nährt Herz und Leber, beruhigt den *Shen* (Geist)
- verhindert abnormes Schwitzen und stärkt das *Yin*

Dosierung: 9 – 15 g als Dekokt, 1,5 – 3 g als Pulver

Kontraindikation: Vorsicht in der Schwangerschaft, bei starker Diarrhö und Fülle-Hitze, bei Ansammlung von heißem Schleim

17 Gruppe 15: Arzneimittel, die die Leber beruhigen und Wind dämpfen

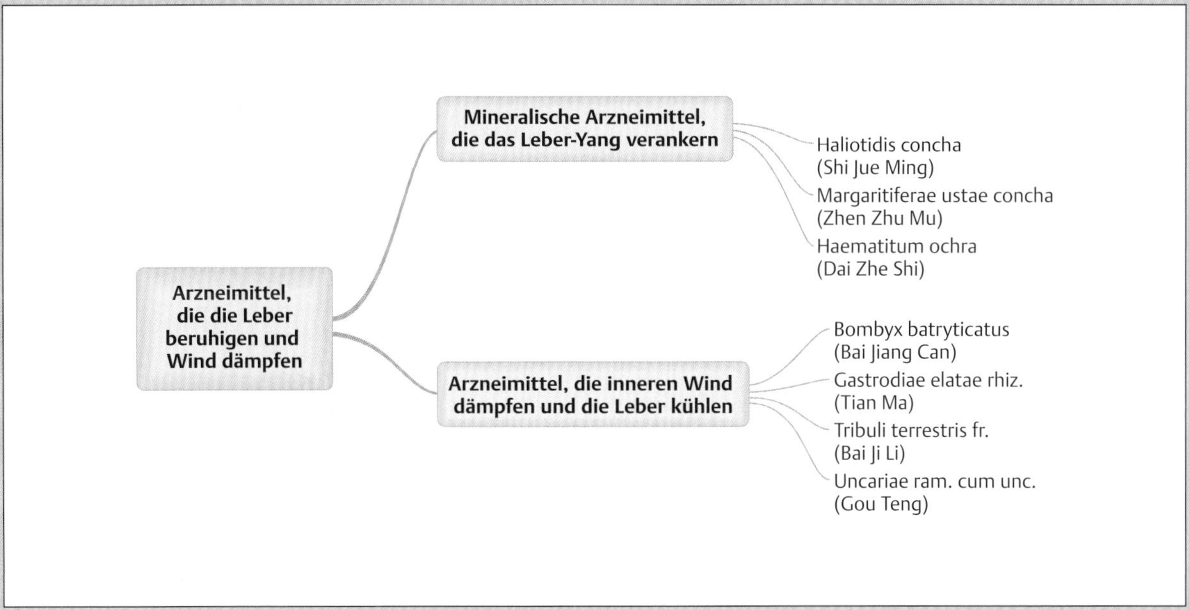

17.1 Mineralische Arzneimittel, die das Leber-Yang verankern

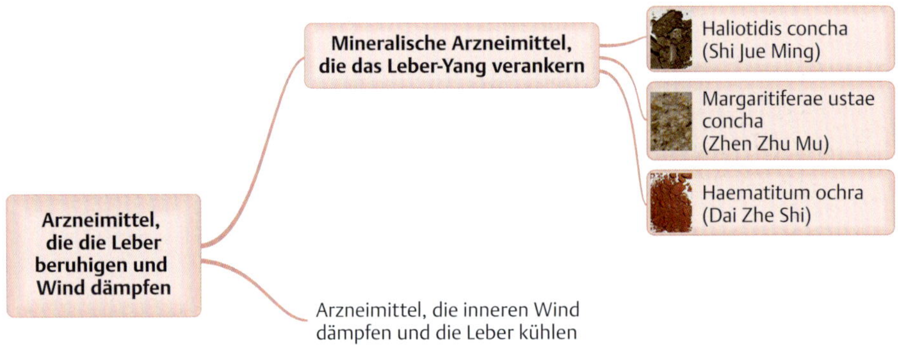

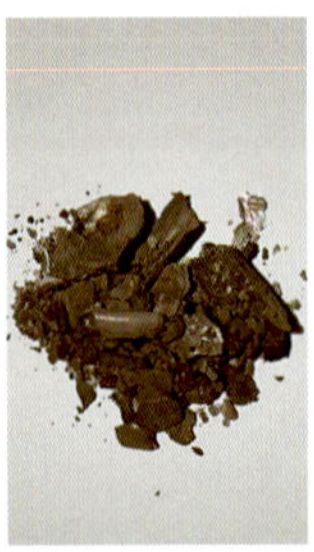

Haliotidis concha (Shi Jue Ming)
Abalonenschale

Geschmack: salzig

Temperaturverhalten: kalt

Funktionskreis: Leber

Wirkrichtung: absenkend

Wirkung/Indikation:

- beruhigt die Leber und dämpft und verankert das *Yang*
- klärt Leber-Feuer und hilft den Augen
- klärt Magen-Feuer, neutralisiert Übersäuerung, lindert Schmerzen und stillt Blutungen

Dosierung: 15 – 30 g

Kontraindikation: Kälte und Schwäche in Milz und Magen, mangelnder Appetit und weiche Stühle

Beachte

Arzneimittel zerstoßen und vorkochen.

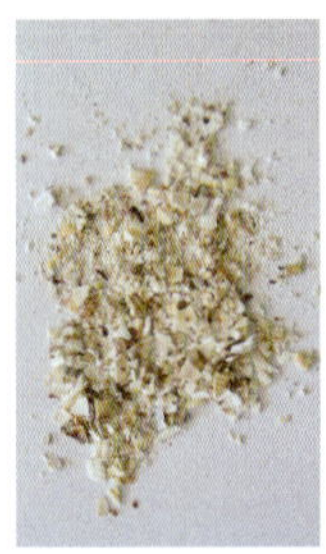

Margaritiferae ustae concha (Zhen Zhu Mu)
Perlmuschelnschale

Geschmack: salzig

Temperaturverhalten: kalt

Funktionskreis: Herz, Leber

Wirkrichtung: absenkend

Wirkung/Indikation:

- besänftigt die Leber dämpft und verankert das *Yang*
- klärt Leber-Hitze und verbessert die Augen
- beruhigt Herz-Feuer
- fördert die Heilung und lindert Hautjuckreiz
- neutralisiert Magensäure und lindert Schmerzen in der Herz-Leitbahn

Dosierung: 15 – 30 g

Kontraindikation: Kälte und Wasseransammlung in der Herz-Leitbahn

Beachte

Arzneimittel zerstoßen und vorkochen.

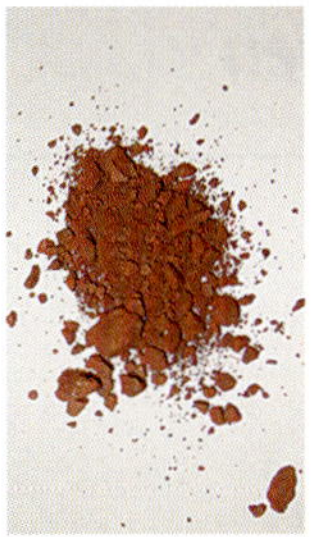

Haematitum ochra (Dai Zhe Shi)
Roter Ocker/Eisenerz

Geschmack: bitter

Temperaturverhalten: kalt

Funktionskreis: Leber, Herz, Perikard

Wirkrichtung: absenkend

Wirkung/Indikation:

- besänftigt die Leber, klärt Leber-Feuer, dämpft und verankert das *Yang*
- leitet rebellierendes *Qi* nach unten
- kühlt das Blut und stillt Blutungen

Dosierung: 9 – 30 g

Kontraindikation: Vorsicht in der Schwangerschaft und bei Patienten mit Kälte-Zuständen

Toxizität

Vorsicht bei Langzeitanwendung und Überdosierung (enthält Spuren von Arsen)!

Beachte

Arzneimittel zerstoßen und vorkochen.

18 Gruppe 16: Arzneimittel, die die Sinnesorgane öffnen

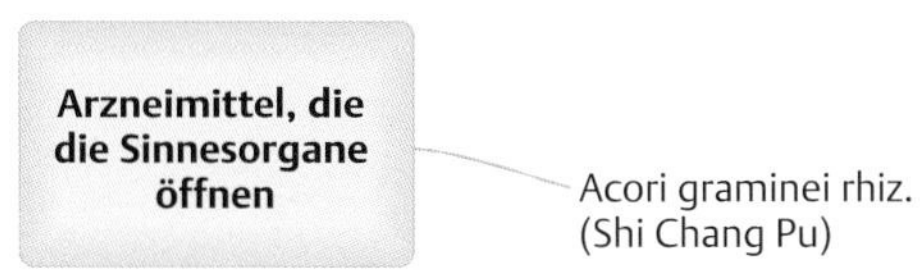

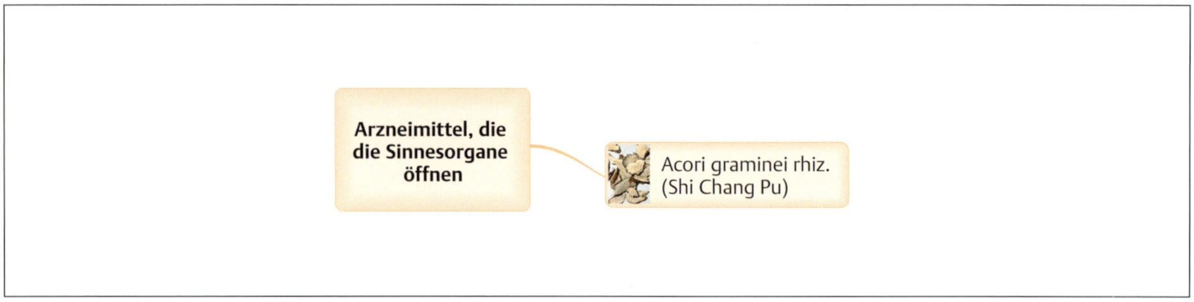

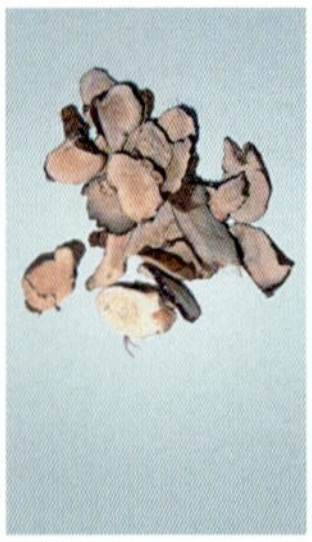

Acori graminei rhiz. (Shi Chang Pu)
Grasblättriger Kalmuswurzelstock

Geschmack: scharf, aromatisch

Temperaturverhalten: warm

Funktionsbereich: Herz, Magen

Wirkrichtung: emporhebend

Wirkung/Indikation:

- öffnet die Sinne, zerstreut trüben Schleim, beruhigt den *Shen* (Geist)
- transformiert zähe Flüssigkeiten, harmonisiert den Mittleren Erwärmer
- hilft dem Hals

Dosierung: 3 – 9 g

Kontraindikation: *Yin*-Mangel mit Hitze-Symptomen, Reizbarkeit mit starkem Schwitzen, Hämatemesis oder Spermatorrhö

19 Gruppe 17: Tonisierende Arzneimittel, die Qi, Yang, Blut und Yin stärken

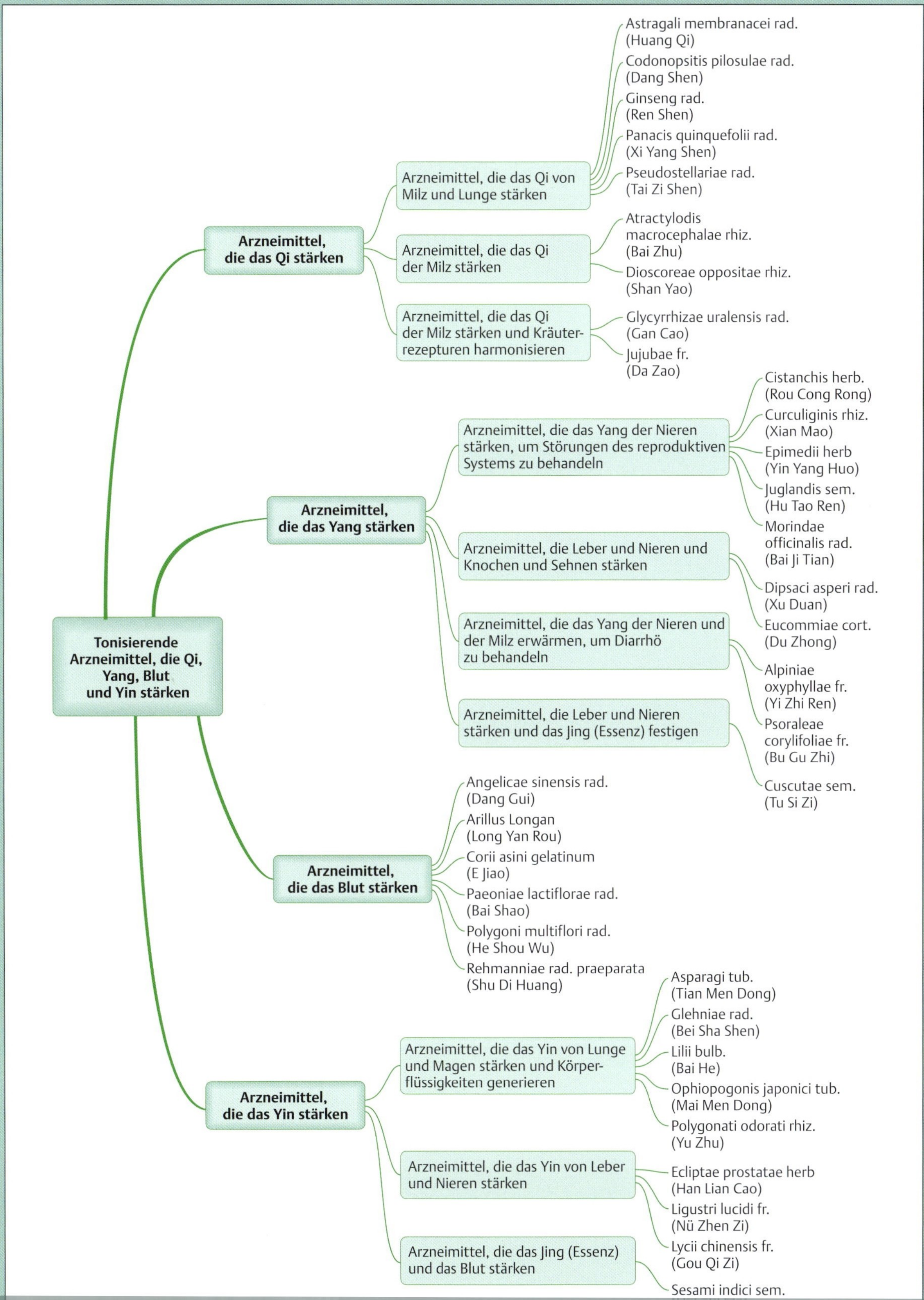

19.1 Arzneimittel, die das Qi stärken

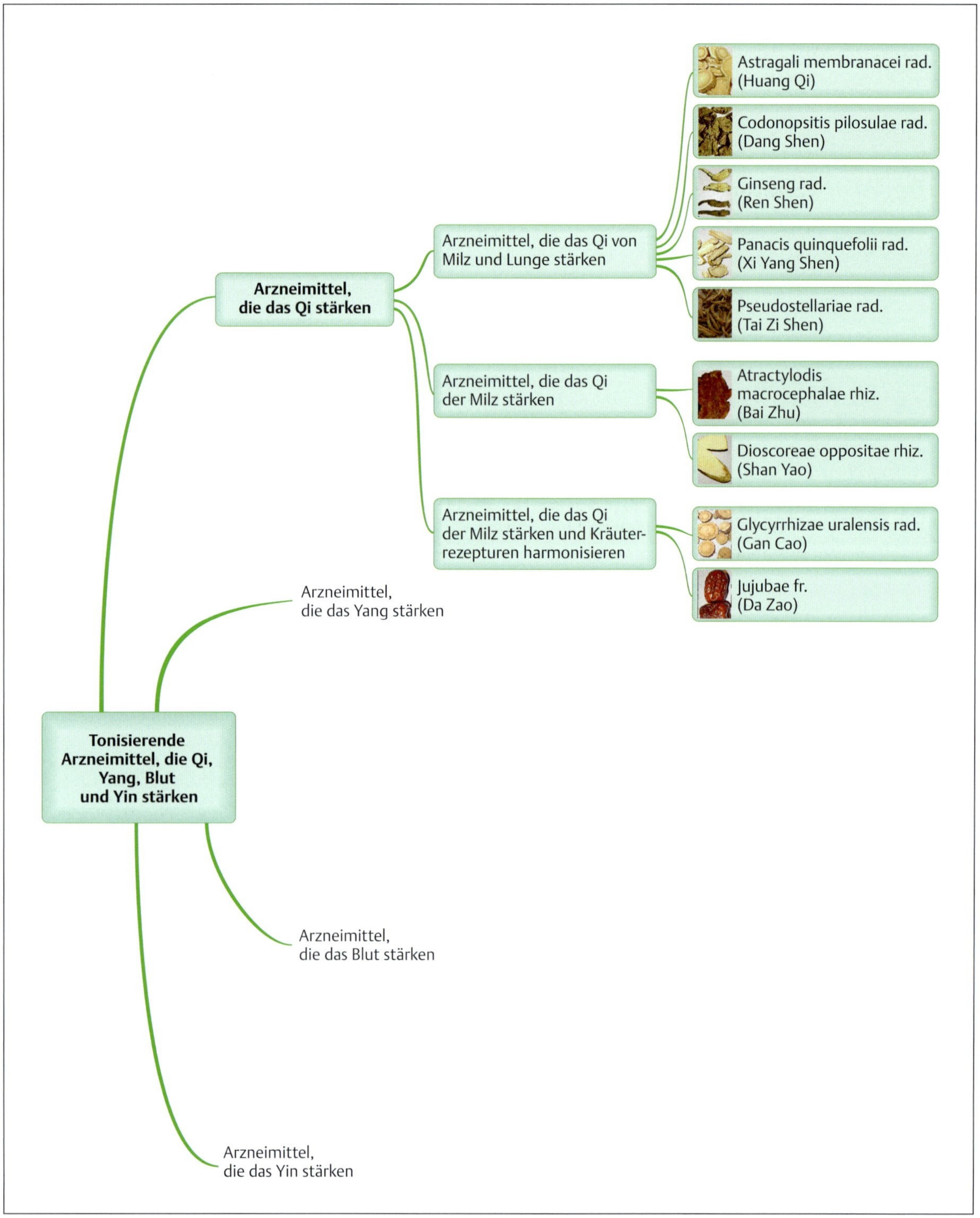

19.1.1 Arzneimittel, die das Qi von Milz und Lunge stärken

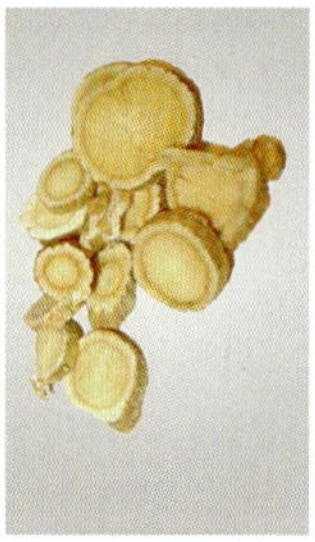

Astragali membranacei rad. (Huang Qi) Tragantwurzel

Geschmack: süß

Temperaturverhalten: leicht warm

Funktionskreis: Milz, Lunge

Wirkrichtung: emporhebend

Wirkung/Indikation:

- stärkt das *Qi* und die Milz und hebt das klare *Yang-Qi* von Milz und Magen an
- stärkt, kontrolliert und bewegt das Blut
- stärkt die Lunge, unterstützt das Abwehr-Wei-*Qi*, stabilisiert die Oberfläche und stoppt Schwitzen
- fördert die Ausscheidung von Eiter und bildet Granulationsgewebe
- reguliert die Wasserverteilung, fördert die Diurese und reduziert Ödeme
- lindert Taubheit und Schmerzen
- behandelt Diabetes (*Xiao Ke*)

Dosierung: 9 – 30 g

Kontraindikation: *Yin*-Mangel-Hitze, Feuchte-Hitze, Hitze-Toxine, *Qi*-Stagnation, Nahrungsretention, Hypertonie durch aufsteigendes Leber-*Yang*, Schleim-Fülle und akute äußere Erkrankungen

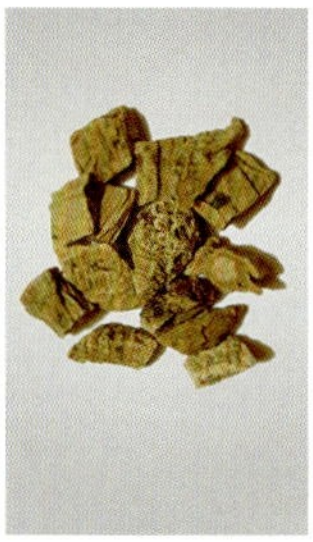

Codonopsitis pilosulae rad. (Dang Shen) Glockenwindenwurzel

Geschmack: süß

Temperaturverhalten: neutral

Funktionskreis: Milz, Lunge

Wirkrichtung: emporhebend

Wirkung/Indikation:

- stärkt das *Qi* und den Mittleren Erwärmer
- stärkt das Lungen-*Qi*
- stärkt das Blut, bildet Körperflüssigkeiten

Dosierung: 6 – 30 g

Kontraindikation: *Yin*-Mangel mit *Yang*-Überschuss

Toxizität

Verhält sich antagonistisch zu Veratri nigri rad. et rhiz. (Li Lu).

Beachte

Codonopsis pilosulae rad. gilt als Ersatzkraut für Ginseng rad. bezüglich der Wirkung auf den Mittleren Erwärmer.

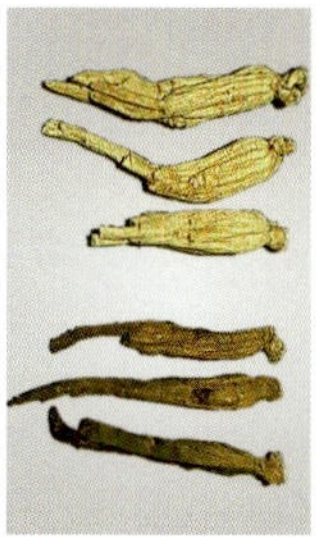

Ginseng rad. (Ren Shen) Ginsengwurzel

Geschmack: süß, leicht bitter

Temperaturverhalten: leicht warm

Funktionskreis: Milz, Lunge

Wirkrichtung: emporhebend

Wirkung/Indikation:

- kräftigt kraftvoll das Ursprungs-*Qi* (*Yuan-Qi*)
- stärkt die Milz, den Magen und den 3-Erwärmer
- stärkt die Lungen und vermehrt das *Qi*
- bildet Körperflüssigkeiten und lindert Durst
- beruhigt den *Shen* (Geist), kräftigt das Herz-*Qi* und verbessert die mentalen Funktionen
- stärkt das Blut
- behandelt Impotenz
- stärkt das *Qi* bei Schwäche-Patienten mit äußeren Störungen

Dosierung: 5 – 10 g als Dekokt, 0,5 – 1 g als Pulver

Kontraindikation: *Yin*-Mangel mit Hitze-Symptomen, Feuchte-Hitze, aufsteigendes Leber-*Yang* mit Hypertonie, Schleimansammlungen, Blutungen durch Blut-Hitze

Toxizität

Ginseng rad. erzeugt in höherer Dosierung oder bei längerer Einnahme leicht eine Hitze-Symptomatik (Unruhe, Schlafstörungen, Palpitationen). Ginseng rad.verhält sich antagonistisch zu Gleditsiae fr. (Zao Ja), Trogopterorum seu Pteroni excrementum (Wu Ling Zhi) oder Veratri nigri rad. et rhiz. (Li Lu) und Raphani sem. (Lai Fu Zi).

Beachte

Wirkungsminderung durch Kaffee, schwarzen oder grünen Tee, Rettichgewächse und Rüben.

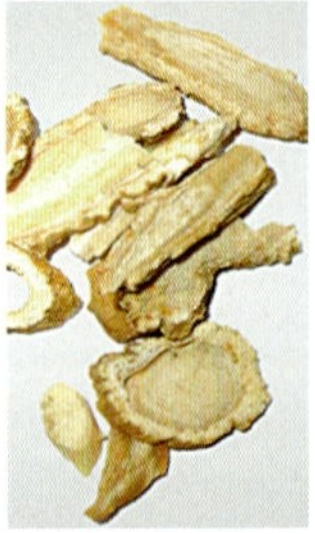

Panacis quinquefolii rad. (Xi Yang Shen) Amerikanischer Ginseng

Geschmack: bitter, leicht süß

Temperaturverhalten: kalt

Funktionskreis: Herz, Lunge, Nieren

Wirkrichtung: emporhebend

Wirkung/Indikation:

- stärkt *Qi* und nährt *Yin*
- klärt Feuer und generiert Körperflüssigkeiten
- eliminiert Hitze aus den Därmen und stillt Blutungen

Dosierung: 3 – 6 g

Kontraindikation: Fülle-Hitze mit Stagnation, Kälte und Feuchtigkeit im Magen

Toxizität

Verhält sich antagonistisch zu Veratri nigri rad. et rhiz. (Li Lu).

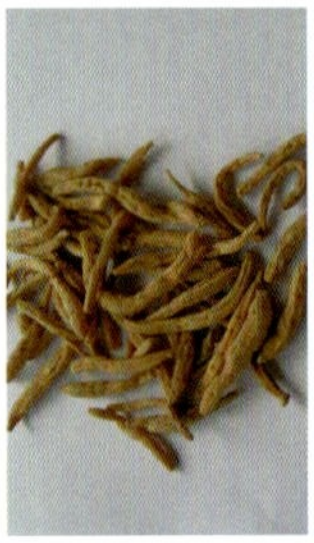

Pseudostellariae rad. (Tai Zi Shen) Pseudostellariawurzel

Geschmack: süß, leicht bitter

Temperaturverhalten: neutral

Funktionskreis: Milz, Lunge

Wirkrichtung: emporhebend

Wirkung/Indikation:

- stärkt die Milz und unterstützt das *Qi*
- generiert Körperflüssigkeiten

Dosierung: 9 – 30 g

19.1.2 Arzneimittel, die das Qi der Milz stärken

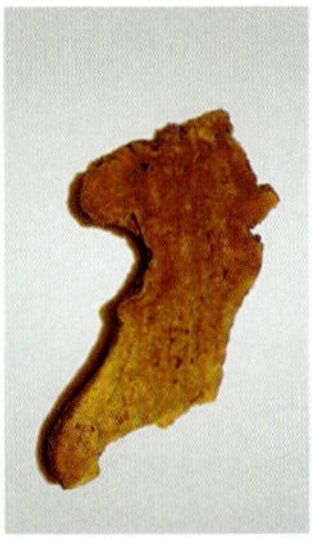

Atractylodis macrocephalae rhiz. (Bai Zhu) Atractylodeswurzelstock

Geschmack: bitter, süß

Temperaturverhalten: warm

Funktionskreis: Milz, Magen

Wirkrichtung: an der Oberfläche

Wirkung/Indikation:

- stärkt das *Qi* und die Milz
- trocknet Feuchtigkeit, fördert die Diurese und eliminiert Wasseransammlungen
- stabilisiert die Körperoberfläche und stoppt Schwitzen
- beruhigt den Fetus

Dosierung: 4,5 – 15 g

Kontraindikation: *Yin*-Mangel mit Hitze-Symptomen, Durst bei Flüssigkeitsmangel, mit Vorsicht bei trockenem Stuhlgang und *Qi*-Stagnation

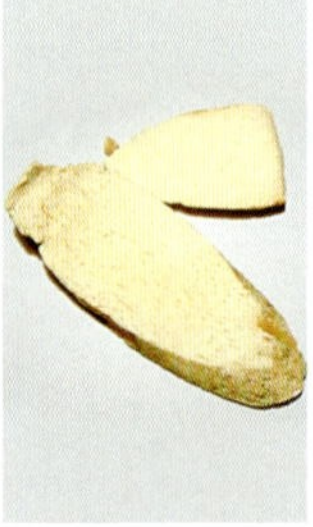

Dioscoreae oppositae rhiz. (Shan Yao) Chinesische Yamswurzelknolle

Geschmack: süß

Temperaturverhalten: neutral

Funktionskreis: Milz, Lunge, Niere

Wirkrichtung: emporhebend

Wirkung/Indikation:

- stärkt das *Qi* und das *Yin* von Milz und Magen
- stärkt das *Qi* und das *Yin* der Lungen

- stärkt das Nieren-*Yin*
- behandelt Diabetes (*Xiao Ke*)

Dosierung: 9 – 30 g

Kontraindikation: Fülle-Syndrome, vor allem bei Feuchtigkeit, bei Stagnation oder Akkumulation von Fülle-Hitze

19.1.3 Arzneimittel, die das Qi der Milz stärken und Kräuterrezepturen harmonisieren

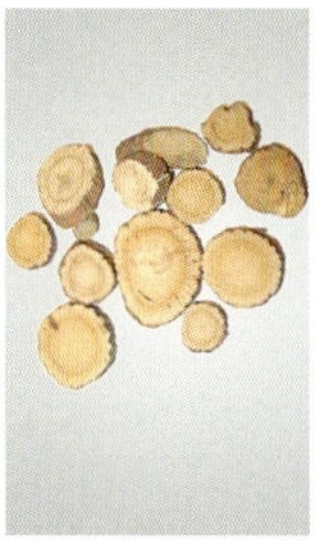

Glycyrrhizae uralensis rad. (Gan Cao) Süßholzwurzel

Geschmack: süß

Temperaturverhalten: neutral (roh), warm (geröstet)

Funktionskreis: alle Leitbahnen; besonders Herz, Lunge, Milz, Magen

Wirkrichtung: emporhebend

Wirkung/Indikation:

- stärkt die Milz und unterstützt das *Qi*
- befeuchtet die Lunge und lindert Husten, löst Schleim
- entspannt Spasmen und lindert Schmerzen
- klärt Hitze, eliminiert Toxine und entgiftet (roh)
- mildert und harmonisiert die Wirkung anderer Arzneimittel im jeweiligen Dekokt und lenkt diese in die entsprechenden Leitbahnen

Dosierung: 3 – 10 g

Kontraindikation: Vorsicht in der Schwangerschaft, bei übermäßiger Feuchtigkeit, Übelkeit und Erbrechen

Toxizität

Verhält sich antagonistisch zu Euphorbiae seu Knoxiae rad. (Jing Da Ji), Daphnes flos (Yuan Hua), Euphorbiae rad. (Gan Sui), Sargassii herb. (Hai Zao), Polygalae tenuifoliae rad. (Yuan Zhi). Längere Anwendung kann zu Hypertonus und Ödemen führen.

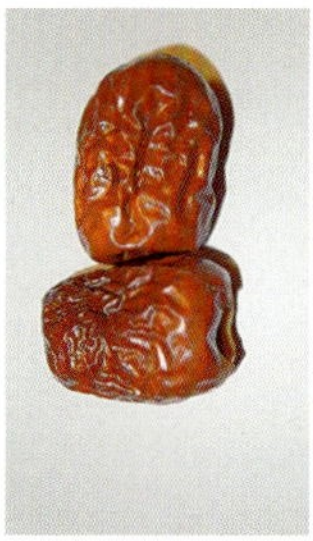

Jujubae fr. (Da Zao) Chinesische Dattelfrucht

Geschmack: süß

Temperaturverhalten: neutral, (warm)

Funktionskreis: Milz, Magen

Wirkrichtung: emporhebend

Wirkung/Indikation:

- stärkt das *Qi* von Milz und Magen und stützt das *Qi*
- stärkt das Blut und beruhigt den *Shen* (Geist)
- harmonisiert die Wirkung anderer chinesischer Arzneimittel

Dosierung: 3 – 10 Stück oder 3 – 30 g

Kontraindikation: Feuchtigkeits- und Schleimansammlungen, Feuchte-Hitze-Störungen, Nahrungsmittelstagnationen, intestinale Parasiten

19.2 Arzneimittel, die das Yang stärken

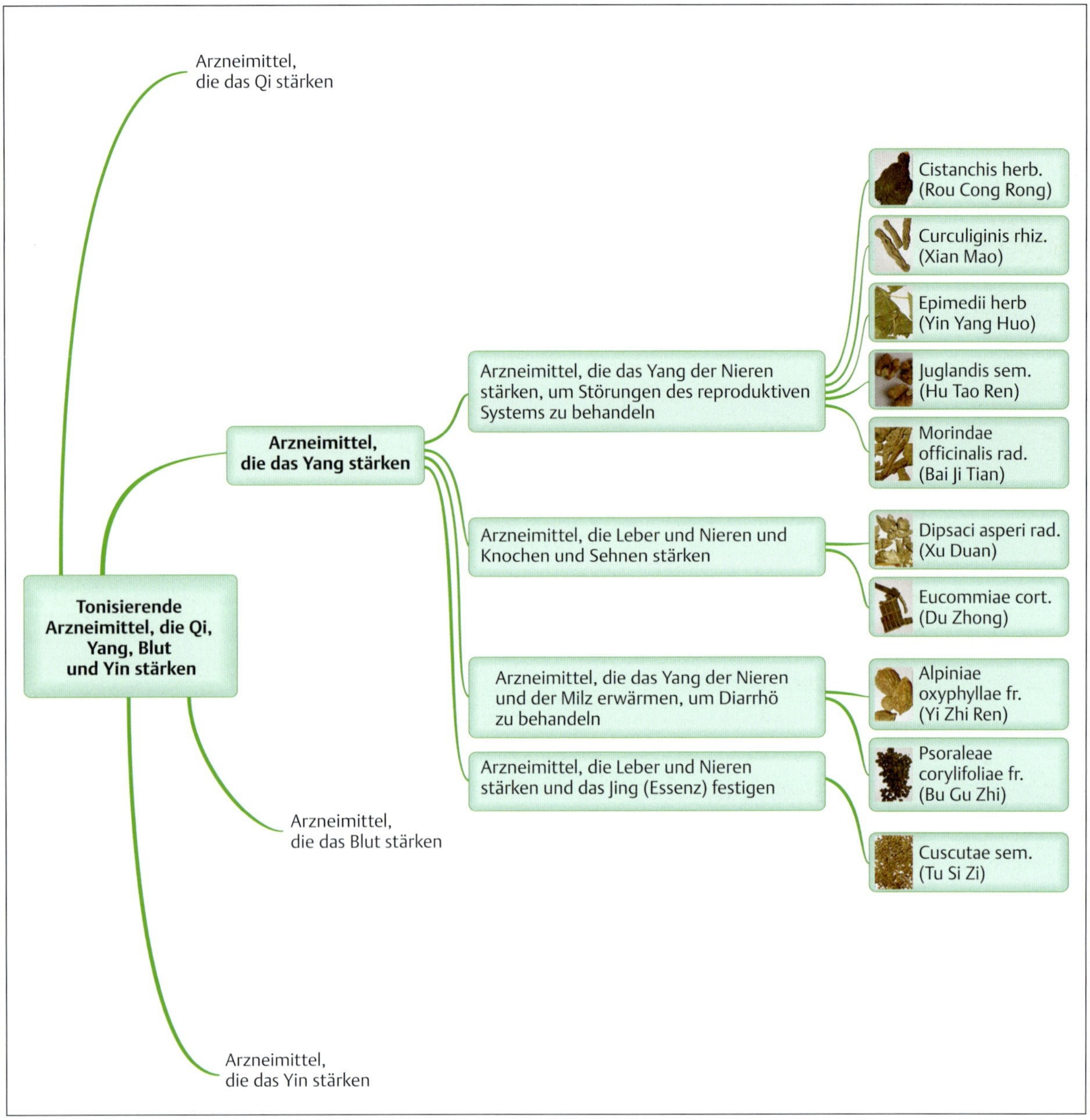

19.2.1 Arzneimittel, die das Yang der Nieren stärken, um Störungen des reproduktiven Systems zu behandeln

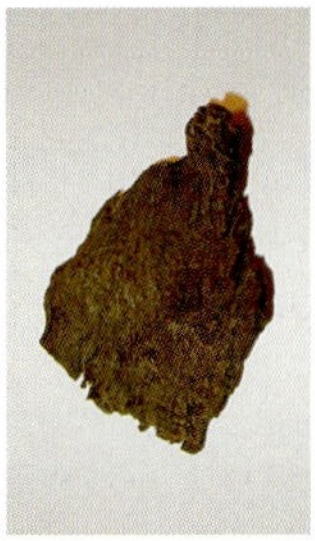

Cistanchis herb. (Rou Cong Rong) Wüstencistanchenkraut

Geschmack: süß, salzig, sauer

Temperaturverhalten: warm

Funktionskreis: Nieren, Dickdarm

Wirkrichtung: emporhebend

Wirkung/Indikation:

- stärkt die Nieren und das *Yang*
- unterstützt Essenz und Blut, wärmt den Uterus
- befeuchtet die Därme und bewegt den Stuhl

Dosierung: 9 – 18 g

Kontraindikation: Hitze-Erkrankungen (Diarrhö oder Obstipation) und Leere-Hitze-Muster sowie Diarrhö durch Milz-Schwäche

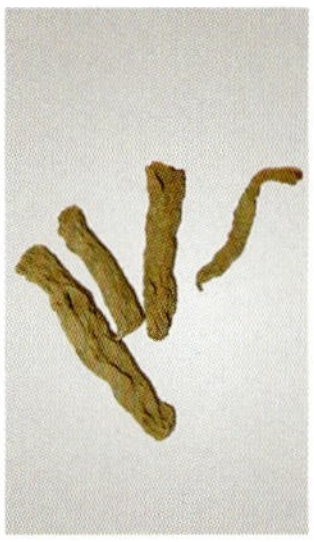

Curculiginis rhiz. (Xian Mao) Rüssellilienwurzelstock

Geschmack: scharf

Temperaturverhalten: heiß

Funktionskreis: Nieren, Leber (Milz)

Wirkrichtung: an der Oberfläche

Wirkung/Indikation:

- wärmt die Nieren und stärkt das *Yang*
- leitet Kälte und Feuchtigkeit aus
- stärkt Sehnen und Knochen

Dosierung: 3 – 9 g

Kontraindikation: *Yin*-Mangel mit Hitze-Symptomen

Toxizität

Giftig! Keine Langzeitanwendung.

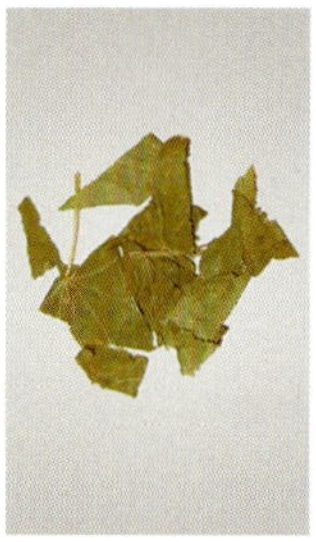

Epimedii herb. (Yin Yang Huo) Elfenblumenkraut

Geschmack: scharf, süß

Temperaturverhalten: warm

Funktionskreis: Leber, Niere

Wirkrichtung: emporhebend

Wirkung/Indikation:

- wärmt die Nieren und stärkt das *Yang*, steigert die Libido
- leitet Wind, Kälte und Feuchtigkeit aus und stärkt Sehnen und Knochen
- stärkt das *Yin* und *Yang*, kontrolliert das Aufsteigen des Leber-*Yang*

Dosierung: 3 – 12 g

Kontraindikation: *Yin*-Mangel-Hitze

Toxizität

Vorsicht bei Langzeitanwendung! Kann das Yin schädigen (Schwindel, trockener Mund, Durst, Nasenbluten).

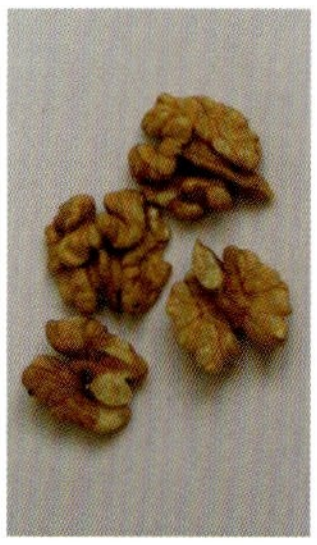

Juglandis sem. (Hu Tao Ren) Walnuss

Geschmack: süß

Temperaturverhalten: warm

Funktionskreis: Niere, Lunge, Dickdarm

Wirkrichtung: emporhebend

Wirkung/Indikation:

- stärkt die Niere und füllt das *Jing* (Essenz) wieder auf
- wärmt die Lungen und stoppt Keuchatmung
- befeuchtet den Darm und fördert den Stuhlgang

Dosierung: 10 – 30 g

Kontraindikation: *Yin*-Mangel mit Hitze-Symptomen, Husten mit gelblichem Schleim, weichen Stühlen/Diarrhö

Beachte

Um Husten zu stoppen die ganze Nuss verwenden, um den Darm zu befeuchten die Schale entfernen.

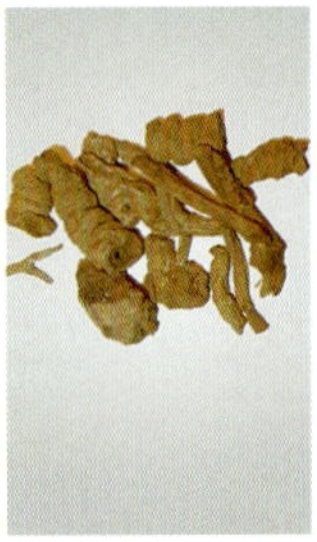

Morindae officinalis rad. (Ba Ji Tian)
Morindawurzel

Geschmack: scharf, süß

Temperaturverhalten: leicht warm

Funktionskreis: Nieren

Wirkrichtung: emporhebend

Wirkung/Indikation:

- stärkt die Niere, stärkt das *Yang*
- vertreibt Wind und Feuchtigkeit
- stärkt Sehnen und Knochen

Dosierung: 9 – 15 g

Kontraindikation: *Yin*-Mangel-Hitze oder Feuchte-Hitze

19.2.2 Arzneimittel, die Leber und Nieren und Knochen und Sehnen stärken

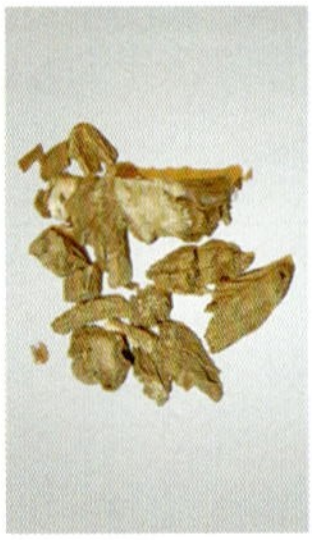

Dipsaci asperi rad. (Xu Duan)
Chinesische Kardenwurzel

Geschmack: bitter, scharf

Temperaturverhalten: leicht warm

Funktionskreis: Leber, Niere

Wirkrichtung: in der Tiefe

Wirkung/Indikation:

- stärkt Leber und Nieren, stärkt Sehnen und Knochen
- stoppt Uterusblutungen und beruhigt den Fetus
- fördert die Zirkulation des Blutes
- reduziert Schwellungen, Abszesse und Geschwüre

Dosierung: 6 – 12 g, in Essig geröstet zur Förderung der Blutzirkulation

Kontraindikation: Vorsicht bei *Yin*-Mangel

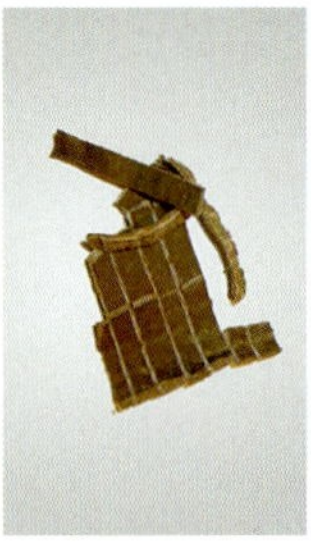

Eucommiae cort. (Du Zhong)
Chinesische Guttapercharinde

Geschmack: süß, leicht scharf

Temperaturverhalten: warm

Funktionskreis: Leber, Niere

Wirkrichtung: emporhebend

Wirkung/Indikation:

- stärkt Leber und Nieren, stärkt Knochen und Sehnen, hilft *Qi* und Blut harmonisch zu zirkulieren
- beruhigt den Uterus und den Fetus und beugt einem Abort vor
- stärkt das Nieren-*Yang*
- senkt aufsteigendes Leber-*Yang* ab (Schwindel, Hypertonie)

Dosierung: 6 – 15 g

Kontraindikation: *Yin*-Mangel mit Hitze-Symptomen

19.2.3 Arzneimittel, die das Yang der Nieren und der Milz erwärmen, um Diarrhö zu behandeln

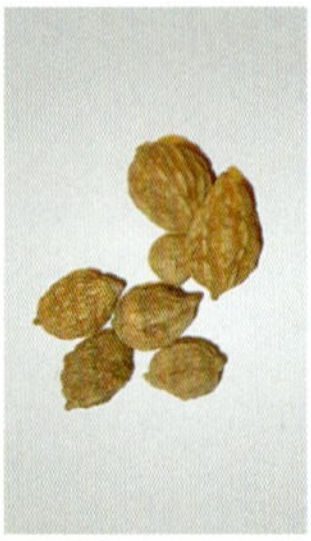

Alpiniae oxyphyllae fr. (Yi Zhi Ren)
Schwarzer Cardamon

Geschmack: scharf

Temperaturverhalten: warm

Funktionskreis: Milz, Niere

Wirkrichtung: emporhebend

Wirkung/Indikation:

- wärmt die Milz, steigert den Appetit, stoppt übermäßigen Speichelfluss und Diarrhö
- wärmt die Nieren, hält das *Jing* (Essenz) und den Urin fest

Dosierung: 3 – 9 g

Kontraindikation: *Yin*-Mangel-Hitze oder Fülle-Hitze, Spermatorrhö, Pollakisurie, Gebärmutterblutung

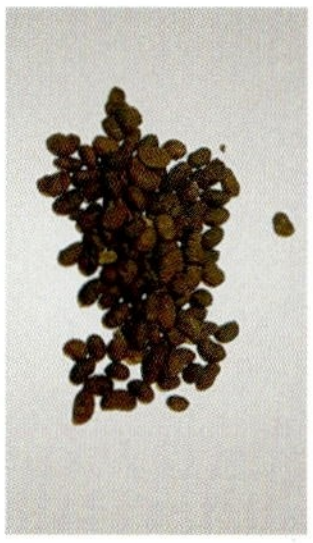

Psoraleae corylifoliae fr. (Bu Gu Zhi)
Asphaltkleefrüchte

Geschmack: bitter, scharf

Temperaturverhalten: sehr warm

Funktionskreis: Niere, Milz

Wirkrichtung: emporhebend

Wirkung/Indikation:

- stärkt die Nieren und das Nieren-*Yang*
- stabilisiert das *Jing* (Essenz) und hilft den Nieren das *Qi* aufzunehmen
- stärkt und wärmt das Milz-*Yang*, stoppt Diarrhö

Dosierung: 4,5 – 9 g

Kontraindikation: Vorsicht in der Schwangerschaft, bei *Yin*-Mangel mit Hitze-Symptomen, Obstipation

19.2.4 Arzneimittel, die Leber und Nieren stärken und das Jing (Essenz) festigen

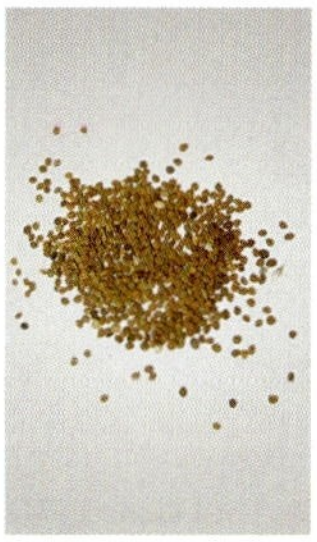

Cuscutae sem. (Tu Si Zi)
Chinesische Teufelszwirnsamen

Geschmack: scharf, süß

Temperaturverhalten: neutral

Funktionskreis: Leber, Niere

Wirkrichtung: emporhebend

Wirkung/Indikation:

- stärkt das Nieren-*Yang* und Nieren-*Yin*
- stabilisiert das *Jing* (Essenz) und hilft den Urin zu halten
- stärkt Leber und Nieren, stärkt die Augen
- hilft Milz und Nieren, stoppt Diarrhö
- beruhigt den Fetus
- behandelt Diabetes

Dosierung: 6 – 15 g

Kontraindikation: *Yin*-Mangel-Hitze

19.3 Arzneimittel, die das Blut stärken

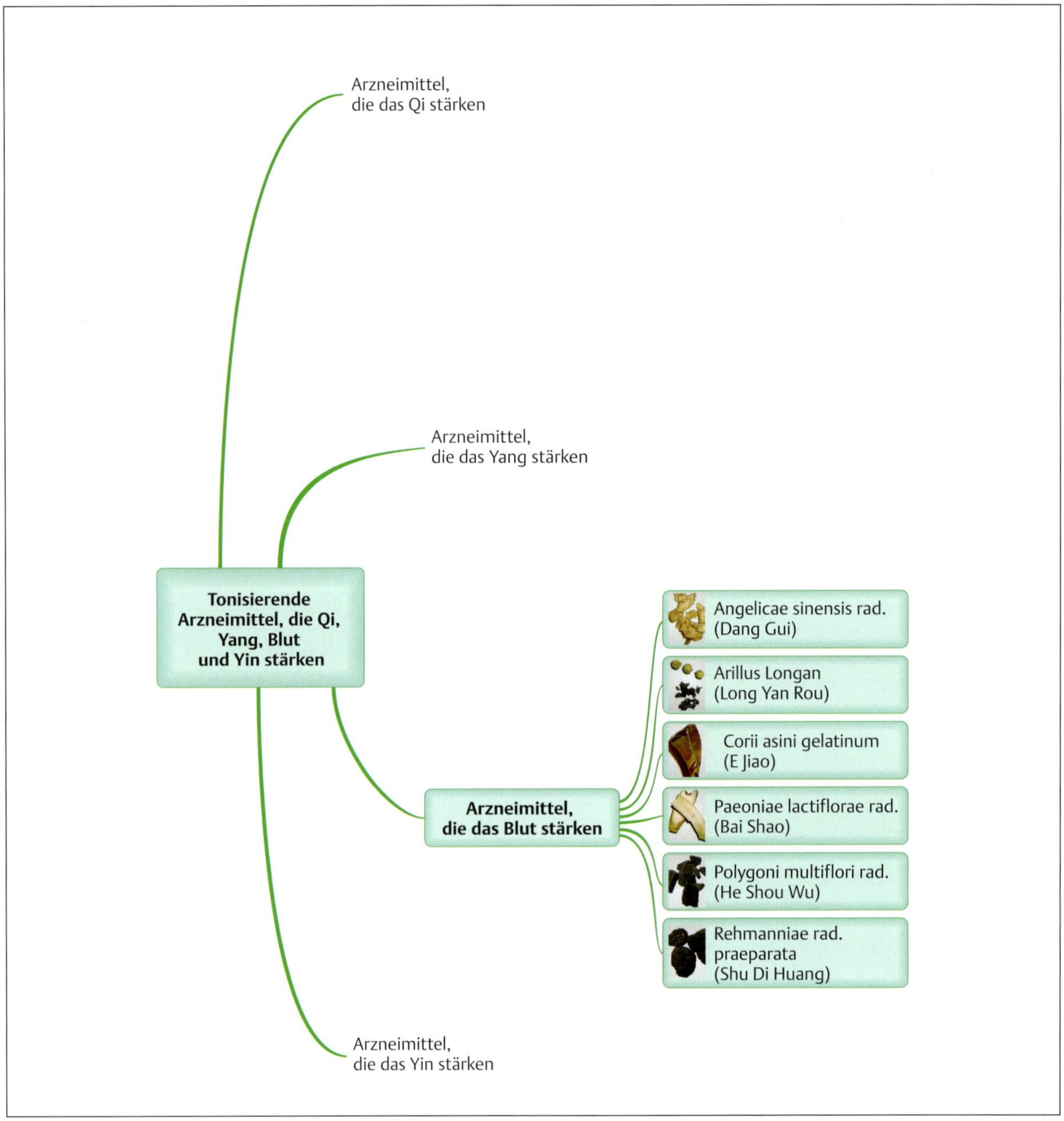

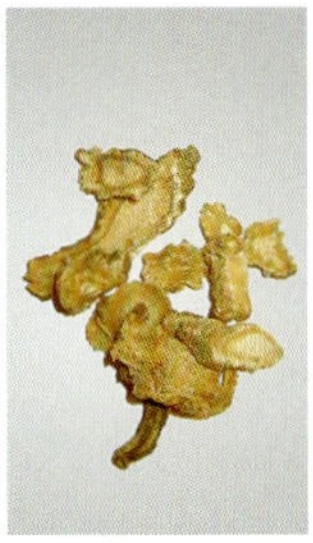

Angelicae sinensis rad. (Dang Gui)
Chinesische Engelwurzwurzel

Geschmack: süß, scharf, bitter

Temperaturverhalten: warm

Funktionskreis: Leber, Herz, Milz

Wirkrichtung: emporhebend

Wirkung/Indikation:

- stärkt das Blut und reguliert die Menstruation
- bewegt und harmonisiert das Blut, zerstreut Kälte und lindert Schmerzen
- befeuchtet den Darm und bewegt den Stuhl
- stoppt Husten und behandelt Dyspnoe
- reduziert Schwellungen, leitet Eiter aus, fördert die Bildung von Granulationsgewebe

Dosierung: 3 – 15 g

Kontraindikation: Vorsicht in der Schwangerschaft, bei *Yin*-Mangel-Syndromen mit Hitze, Diarrhö durch pathogene Feuchtigkeitsretention

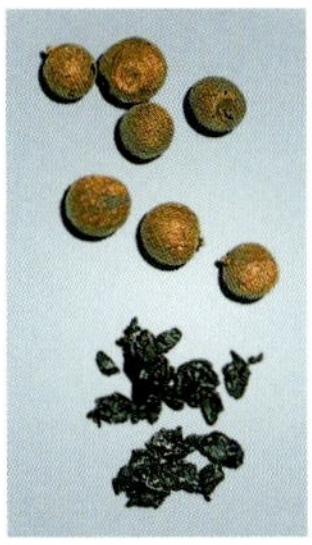

Arillus longan (Long Yan Rou)
Longanenfrucht

Geschmack: süß

Temperaturverhalten: warm

Funktionskreis: Herz, Milz

Wirkrichtung: emporhebend

Wirkung/Indikation:

- stärkt Herz und Milz
- stärkt *Qi* und Blut
- beruhigt den *Shen* (Geist)

Dosierung: 9 – 15 g

Kontraindikation: Schleim-Feuer oder Feuchtigkeit oder Stagnation im Mittleren Erwärmer, Leere-Hitze, Fülle-Hitze oder äußere Erkrankungen

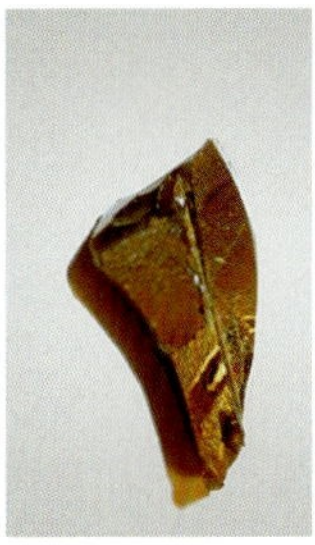

Corii asini gelatinum (E Jiao)
Eselshautgelatine

Geschmack: süß

Temperaturverhalten: neutral

Funktionsbereich: Lunge, Leber, Niere

Wirkrichtung: emporhebend

Wirkung/Indikation:

- stärkt das Blut und stillt Blutungen
- stärkt das *Yin* und befeuchtet die Lunge
- befeuchtet den Darm und bewegt den Stuhl

Dosierung: 3 – 9 g

Kontraindikation: Erkrankungen durch äußere pathogene Faktoren, Milz-Mangel-Syndrome mit Appetitlosigkeit und Diarrhö, Retention von Schleim oder Feuchtigkeit

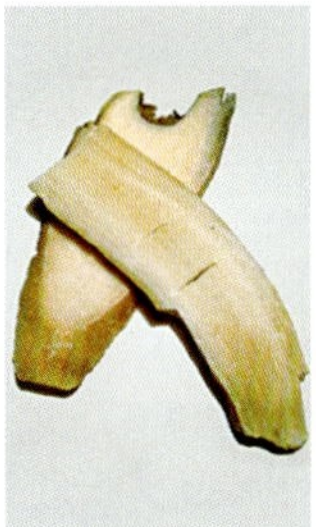

Paeoniae lactiflorae rad. (Bai Shao)
Weiße Pfingstrosenwurzel

Geschmack: bitter, sauer

Temperaturverhalten: kühl

Funktionskreis: Leber, Milz

Wirkrichtung: absenkend

Wirkung/Indikation:

- stärkt das Blut und reguliert die Menstruation
- stärkt das Leber-Blut, besänftigt Leber-*Yang* und Leber-Wind
- entspannt die Sehnen und lindert Schmerzen
- bewahrt das *Yin* und harmonisiert *Ying-Qi* und *Wei-Qi* (Bau- und Abwehr-Energie), beseitigt Schwitzen

Dosierung: 4,5 – 15 g

Kontraindikation: Kälte im Mittleren Erwärmer oder *Yang*-Mangel-Disharmonien mit Diarrhö, durch äußere pathogene Faktoren nicht zum Ausbruch gelangte Exantheme, postpartum Patientinnen mit Blutstagnation und Blutungen

Toxizität

Verhält sich antagonistisch zu Veratri nigri rad. et rhiz. (Li Lu).

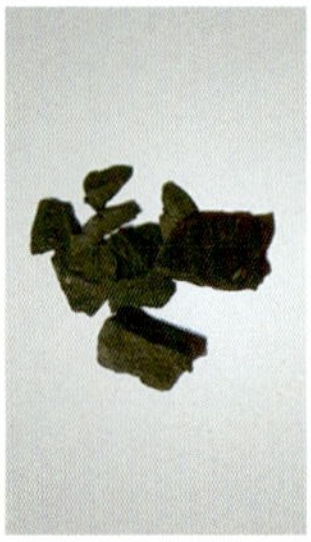

Polygoni multiflori rad.
(He Shou Wu)
Vielblütige Knöterichwurzel

Geschmack: bitter, süß, adstringierend

Temperaturverhalten: leicht warm

Funktionskreis: Leber, Niere

Wirkrichtung: in der Tiefe

Wirkung/Indikation:

- füllt die Essenz wieder auf und stoppt Essenz-Verlust, stärkt das Blut von Leber und Nieren
- eliminiert Toxine/entgiftet
- befeuchtet den Darm und bewegt den Stuhlgang
- leitet Wind von der Haut nach außen
- behandelt chronische Malaria
- senkt den Cholesterinspiegel und behandelt kardiovaskuläre Störungen

Dosierung: 9 – 30 g

Kontraindikation: Retention von Schleim-Feuchtigkeit oder Milz-Mangel-Syndrome.

Toxizität

Inkompatibel mit Polygoni multiflori rad.: Magnetitum (Ci Shi), Haematitum (Dai Zhe Shi), Limonitum (Yu Yu Liang), Frusta Ferri (Sheng Tie Luo).

Beachte

Nicht in Metallgefäßen zubereiten oder aufbewahren.

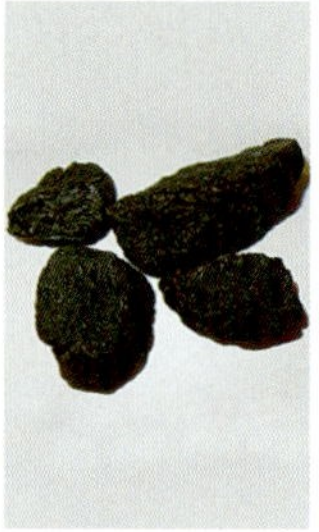

Rehmanniae rad. praeparata
(Shu Di Huang)
Braunwurzgewächs

Geschmack: süß

Temperaturverhalten: leicht warm

Funktionskreis: Leber, Niere

Wirkrichtung: in der Tiefe

Wirkung/Indikation:

- stärkt und ergänzt das Blut
- stärkt das *Yin* von Leber und Nieren und ergänzt das *Jing* (Essenz) und das Mark
- lindert Husten und Keuchatmung

Dosierung: 9 – 30 g

Kontraindikation (relativ): Schwäche von Milz und Magen, Fülle-Zustände/ Verdauungsstörungen mit Stagnation von *Qi*, Feuchtigkeit oder Schleim

Beachte

Nicht zusammen mit Knoblauch oder Rettich einnehmen!

19.4 Arzneimittel, die das Yin stärken

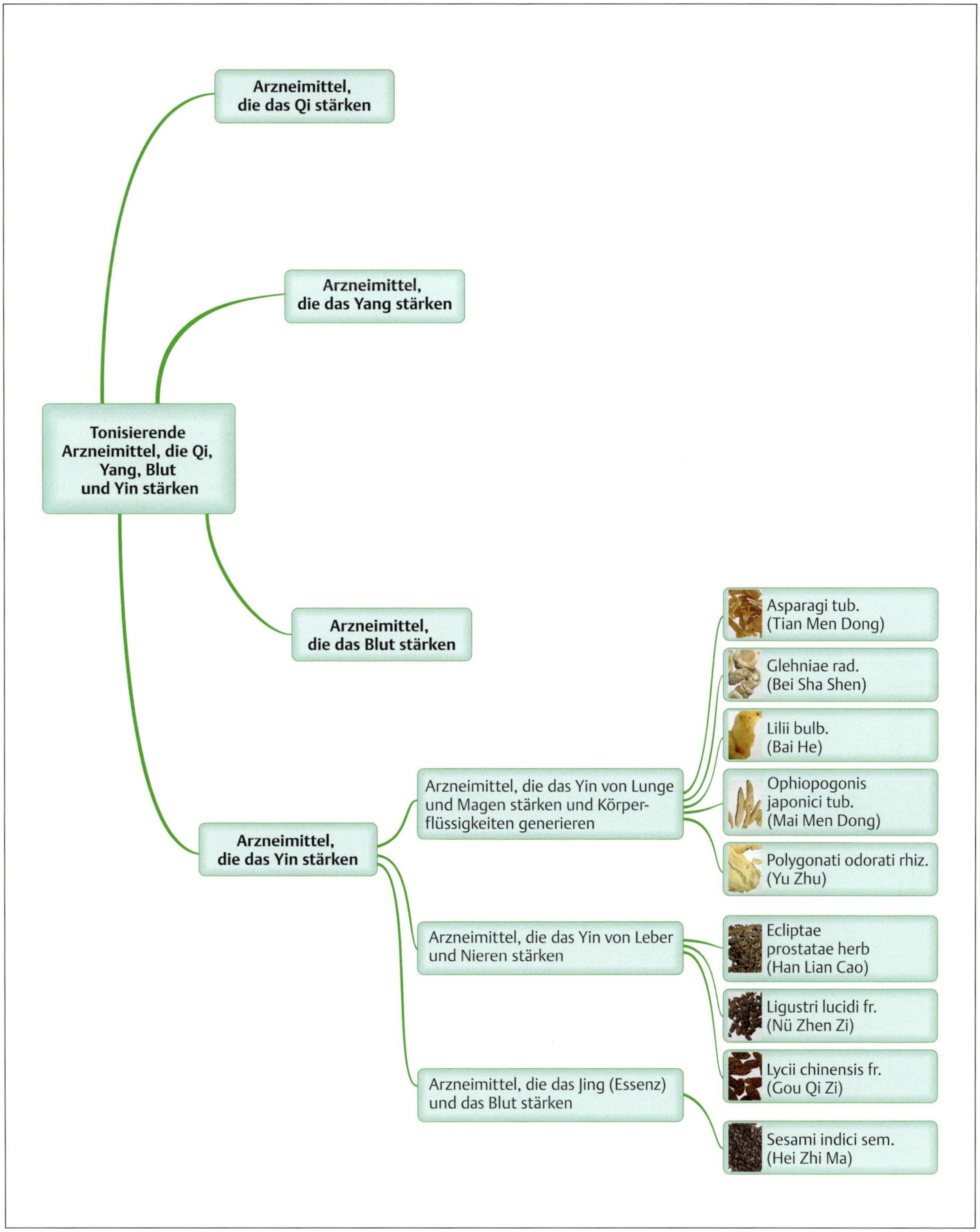

19.4.1 Arzneimittel, die das Yin von Lunge und Magen stärken und Körperflüssigkeiten generieren

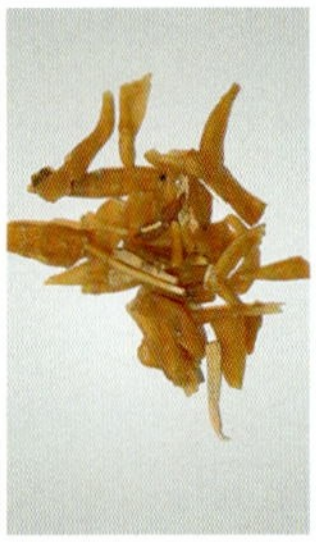

Asparagi tub. (Tian Men Dong)
Chinesische Spargelwurzel

Geschmack: süß, bitter

Temperaturverhalten: sehr kalt

Funktionskreis: Lunge, Niere

Wirkrichtung: absenkend

Wirkung/Indikation:

- klärt Lungen-Hitze, reduziert Feuer und befeuchtet die Lunge
- stärkt das Nieren-*Yin* und generiert Flüssigkeiten

Dosierung: 6 – 15 g

Kontraindikation: Diarrhö bei Mangel-Kälte im Mittleren Erwärmer, Husten durch Wind-Kälte

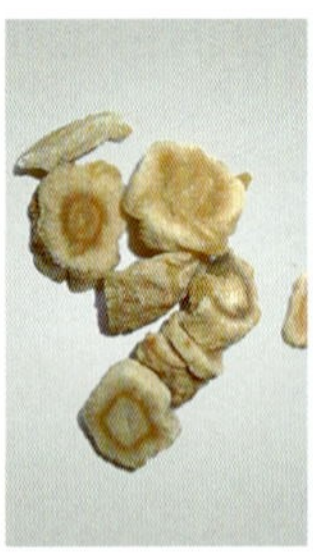

Glehniae rad. (Bei Sha Shen)
Glehniawurzel

Geschmack: süß, bitter, mild

Temperaturverhalten: kühl

Funktionskreis: Lunge, Magen

Wirkrichtung: absenkend

Wirkung/Indikation:

- stärkt das *Yin*, klärt Hitze in der Lunge, befeuchtet die Lunge und stoppt Husten
- stärkt den Magen, generiert Körperflüssigkeiten, klärt Hitze
- stärkt das *Yin* von Leber und Nieren und befeuchtet die Haut

Dosierung: 9 – 15 g

Kontraindikation: Husten durch Wind-Kälte, Kälte-Feuchtigkeit und Milz-und Magen-Mangel-Syndrome mit Kälte

Toxizität

Inkompatibel mit Veratri nigri rad. et rhiz. (Li Lu) und Stephaniae tetandrae rad. (Fen Fang Ji).

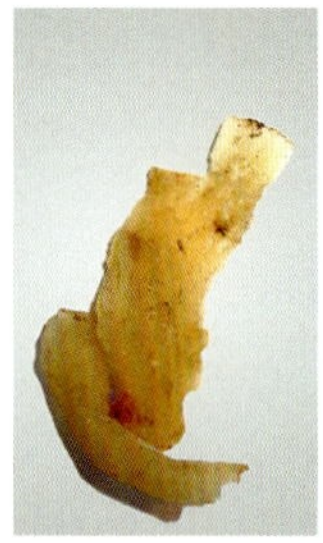

Lilii bulb. (Bai He)
Lilienzwiebel

Geschmack: süß, leicht bitter

Temperaturverhalten: kühl

Funktionskreis: Lunge, Herz

Wirkrichtung: absenkend

Wirkung/Indikation:

- befeuchtet die Lunge, klärt Hitze und stoppt Husten
- klärt Hitze im Herzen und beruhigt den *Shen* (Geist)
- stärkt das Magen-*Yin* und harmonisiert den Mittleren Erwärmer

Dosierung: 9 – 30 g

Kontraindikation: Husten durch Schleimretention oder äußere Wind-Kälte, Diarrhö durch Mangel-Syndrome von Milz und Magen

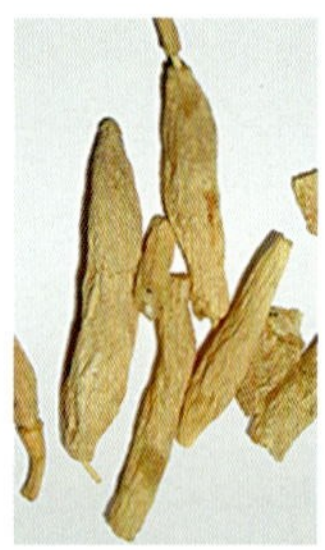

Ophiopogonis japonici tub. (Mai Men Dong)
Schlangenbartwurzel

Geschmack: süß, leicht bitter

Temperaturverhalten: kühl

Funktionskreis: Lunge, Herz, Magen

Wirkrichtung: absenkend

Wirkung/Indikation:

- stärkt das *Yin* und befeuchtet die Lungen
- stärkt das Magen-*Yin* und generiert Körperflüssigkeiten
- klärt Hitze im Herzen und beruhigt bei Reizbarkeit
- befeuchtet die Därme

Dosierung: 6 – 15 g

Kontraindikation: Diarrhö durch Milz-*Qi*-Schwäche oder Milz-Kälte, Husten durch Feuchtigkeits- und Schleimretention im Körper oder durch äußere Wind-Kälte

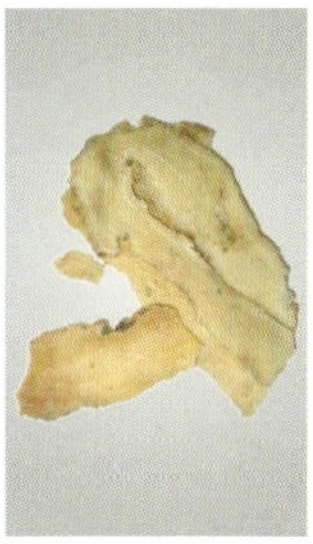

Polygonati odorati rhiz. (Yu Zhu)
Wohlriechender Polygonat

Geschmack: süß

Temperaturverhalten: neutral

Funktionskreis: Lunge, Magen

Wirkrichtung: absenkend

Wirkung/Indikation:

- stärkt das *Yin* und befeuchtet die Lungen
- erzeugt Körperflüssigkeiten und stärkt den Magen

Dosierung: 10 – 15 g

Kontraindikation: Milz-Schwäche, Ansammlung von Schleim-Feuchtigkeit, *Qi*- oder Schleim-Stagnation

19.4.2 Arzneimittel, die das Yin von Leber und Nieren stärken

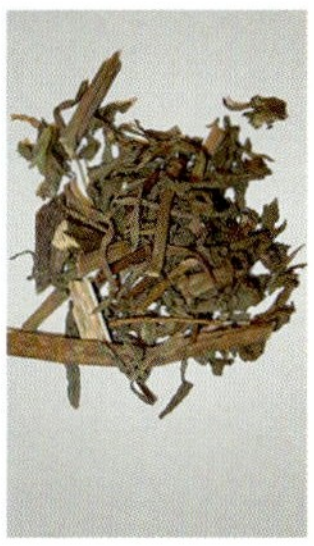

Ecliptae prostratae herb.
(Han Lian Cao)
Ecliptenkraut

Geschmack: süß, sauer

Temperaturverhalten: kühl

Funktionskreis: Leber, Niere

Wirkrichtung: absenkend

Wirkung/Indikation:

- stärkt das *Yin*, stärkt Leber und Nieren
- kühlt das Blut und stillt Blutungen

Dosierung: 6 – 15 g

Kontraindikation: Milz- oder Nieren-*Yang*-Mangel mit Kälte, Stagnation oder Diarrhö

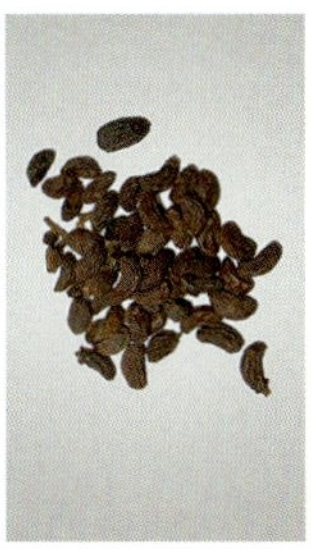

Ligustri lucidi fr. (Nü Zhen Zi)
Ligusterfrucht

Geschmack: süß, bitter

Temperaturverhalten: kühl

Funktionskreis: Leber, Niere

Wirkrichtung: absenkend

Wirkung/Indikation:

- stärkt die Leber und die Nieren
- klärt (Leere-) Hitze und hilft den Augen

Dosierung: 4,5 – 15 g

Kontraindikation: *Yang*-Mangel-Syndrome, Diarrhö durch Kälte und Schwäche von Milz und Magen

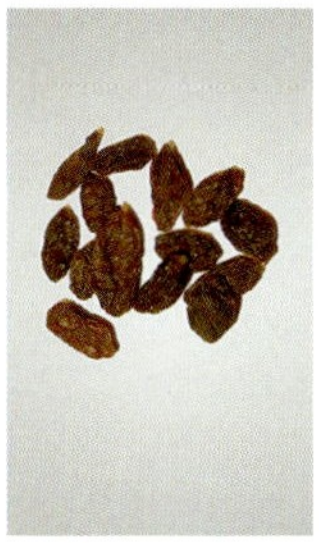

Lycii chinensis fr. (Gou Qi Zi)
Chinesische Bocksdornfrucht

Geschmack: süß

Temperaturverhalten: neutral

Funktionskreis: Leber, Niere, Lunge

Wirkrichtung: absenkend

Wirkung/Indikation:

- befeuchtet und stärkt Leber und Nieren
- stärkt das Blut, ergänzt das *Jing* (Essenz) und verbessert die Sicht
- befeuchtet die Lungen

Dosierung: 6 – 18 g

Kontraindikation: mit Vorsicht in der Schwangerschaft, bei Milz-Mangel-Syndromen mit Feuchtigkeit, äußeren pathogenen Hitze-Syndromen, inneren Hitze-Syndromen

19.4.3 Arzneimittel, die das Jing (Essenz) und das Blut stärken

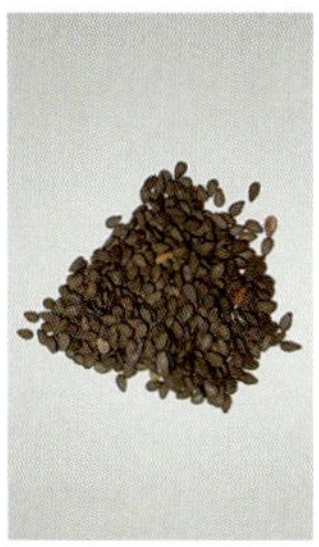

Sesami indici sem. (Hei Zhi Ma)
Schwarzer Sesamsamen

Geschmack: süß

Temperaturverhalten: neutral

Funktionskreis: Leber, Nieren

Wirkrichtung: in der Tiefe

Wirkung/Indikation:

- stärkt die Leber (*Yin* und Blut) und die Nieren (*Yin* und *Jing*-Essenz), zerstreut Wind
- befeuchtet den Dickdarm

Dosierung: 6 – 15 g

Kontraindikation: Diarrhö bei Milz-Mangel-Syndromen

20 Gruppe 18: Adstringierende Arzneimittel

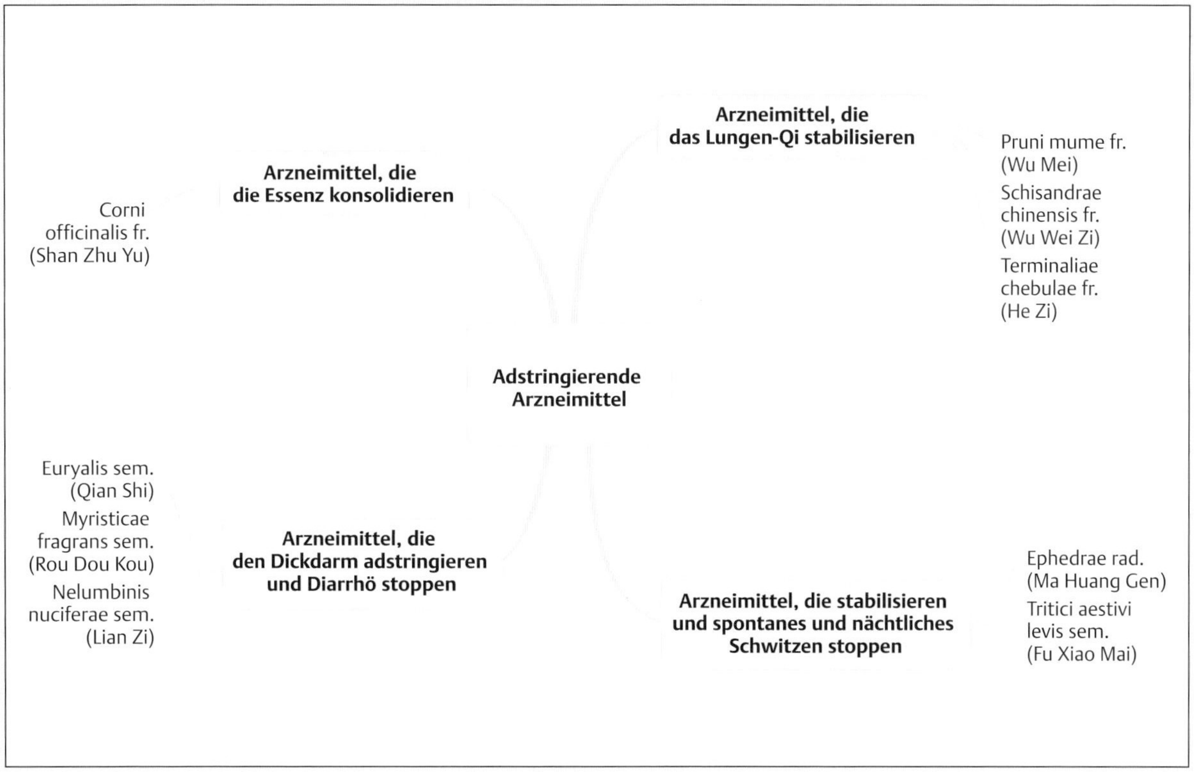

20.1 Arzneimittel, die das Lungen-Qi stabilisieren

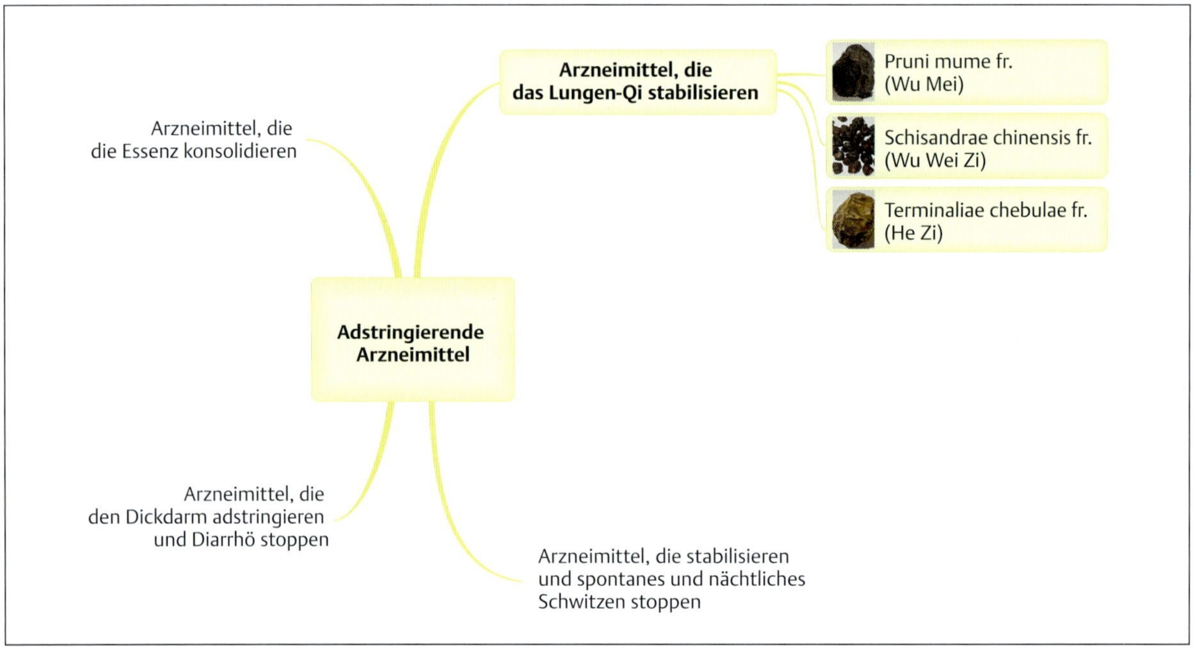

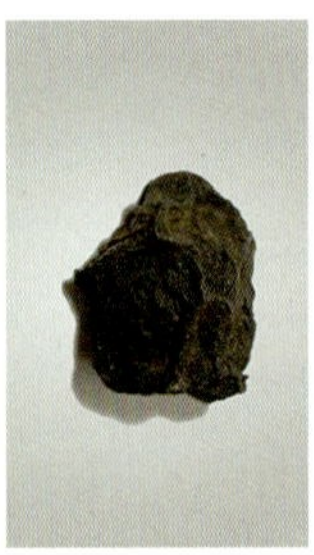

Pruni mume fr. (Wu Mei)
Japanaprikosenfrucht

Geschmack: sauer, adstringierend

Temperaturverhalten: leicht warm

Funktionskreis: Leber, Milz, Lunge, Dickdarm

Wirkrichtung: absenkend

Wirkung/Indikation:

- hält flüchtiges Lungen-*Qi* zurück, lindert Husten und hemmt Schwitzen
- zieht den Dickdarm zusammen und stoppt Diarrhö
- regeneriert Körperflüssigkeiten und lindert Durst
- leitet Bandwürmer aus und lindert Bauchschmerzen
- behandelt Warzen und Hühneraugen

Dosierung: 3 – 9 g

Kontraindikation: exzessive innere Fülle-Hitze und Stagnation, Diarrhö durch Nahrungsmittelvergiftung oder Infekte, akute Erkrankungen durch äußere pathogene Faktoren

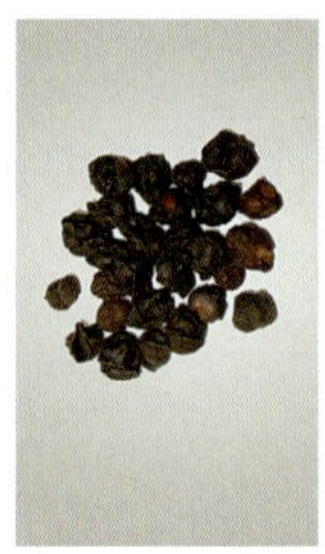

Schisandrae chinensis fr. (Wu Wei Zi)
Schisandrafrucht/Chinesische Beerentraubenfrucht

Geschmack: sauer, süß

Temperaturverhalten: warm

Funktionskreis: Lunge, Niere, Herz

Wirkrichtung: absenkend

Wirkung/Indikation:

- verhindert Lungen-*Qi*-Verlust, nährt das Nieren-*Yin* und stoppt Husten
- regeneriert Körperflüssigkeiten und hemmt Schwitzen
- stärkt die Nieren, hält das Nieren-*Jing* (Essenz) zurück und stoppt Diarrhö und Spermatorrhö
- beruhigt das Herz und den *Shen* (Geist)

Dosierung: 2 – 6 g als Dekokt, 1 – 3 g als Pulver

Kontraindikation: frühes Stadium von Erkältungen, Husten oder Hautausschlägen, äußere oder innere pathogene Hitze-Syndrome

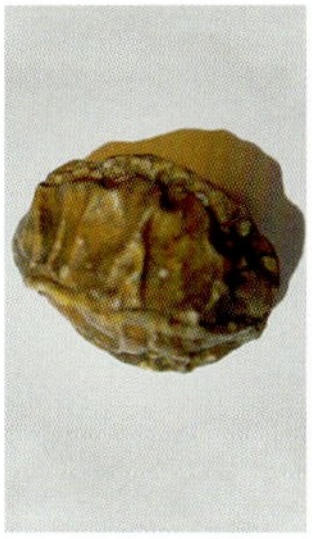

Terminaliae chebulae fr. (He Zi)
Terminaliafrucht

Geschmack: bitter, sauer, adstringierend

Temperaturverhalten: neutral-warm

Funktionskreis: Lunge, Dickdarm

Wirkrichtung: absenkend

Wirkung/Indikation:

- adstringiert Darm und Lunge, stoppt Diarrhö
- führt das Lungen-*Qi* nach unten, lindert Husten und befreit den Hals

Dosierung: 3 – 9 g

Kontraindikation: akute Diarrhö, Husten durch äußere pathogene Faktoren, Ansammlungen von Feuchte-Hitze

20.2 Arzneimittel, die stabilisieren und spontanes und nächtliches Schwitzen stoppen

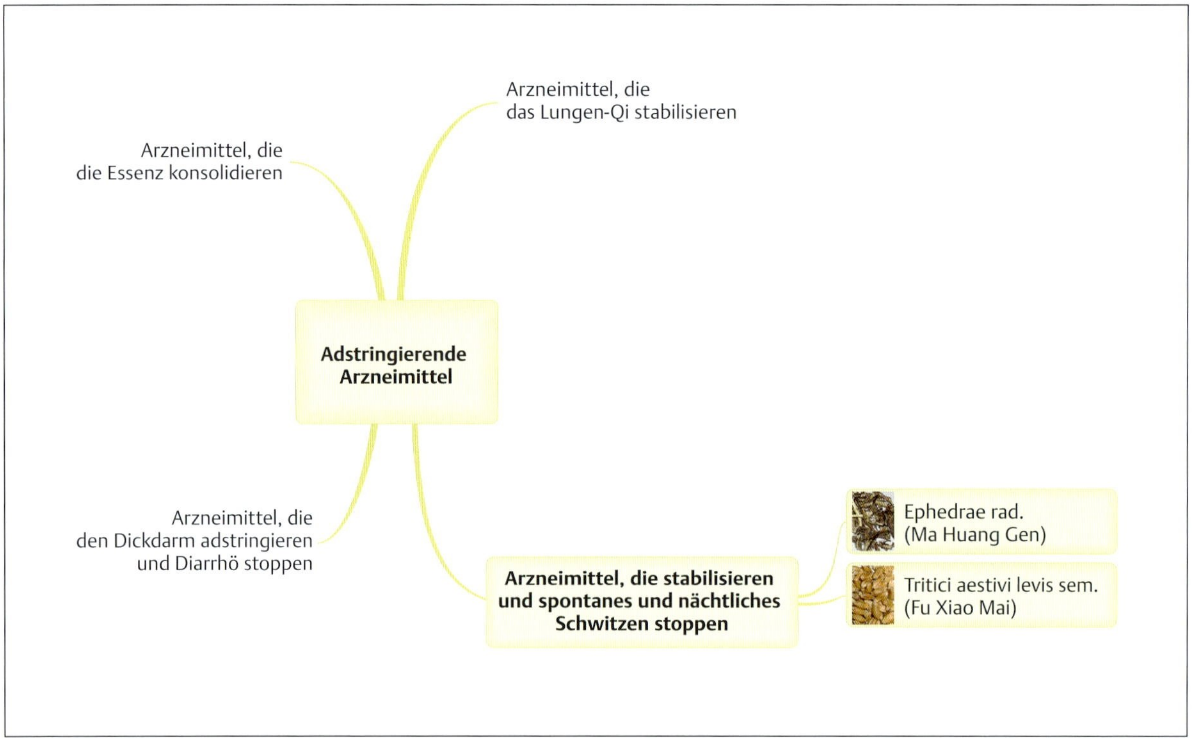

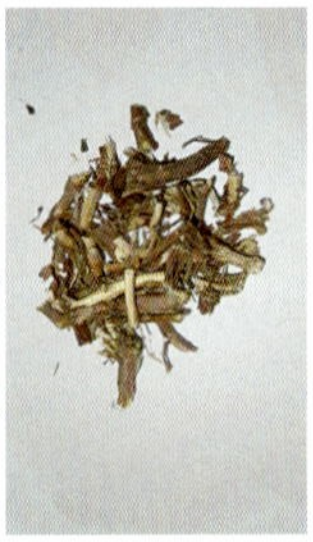

Ephedrae rad. (Ma Huang Gen) Meerträubelwurzel

Geschmack: süß

Temperaturverhalten: neutral

Funktionskreis: Lunge

Wirkrichtung: absenkend

Wirkung/Indikation:

- stoppt Schwitzen bei Mangel-Syndromen
- unterstützt das *Qi* und das *Yin*

Dosierung: 3 – 9 g

Kontraindikation: akute Erkrankungen durch äußere Krankheitssyndrome

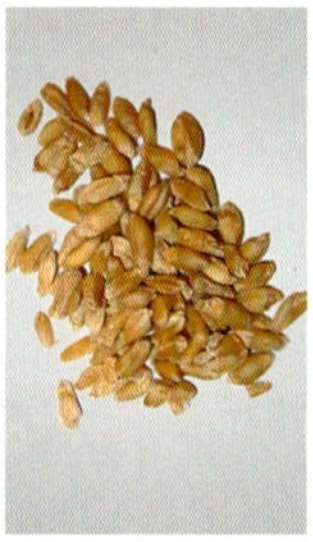

Tritici aestivi levis sem. (Fu Xiao Mai) Gekeimte Weizenkörner

Geschmack: süß, salzig

Temperaturverhalten: kühl

Funktionskreis: Herz

Wirkrichtung: absenkend

Wirkung/Indikation:

- stärkt *Qi* und *Yin*, stoppt Schwitzen und beseitigt Hitze
- stärkt das Herz, beruhigt den *Shen* (Geist)

Dosierung: 9 – 30 g, roh oder geröstet

Kontraindikation: Kälte oder Feuchtigkeit

20.3 Arzneimittel, die den Dickdarm adstringieren und Diarrhö stoppen

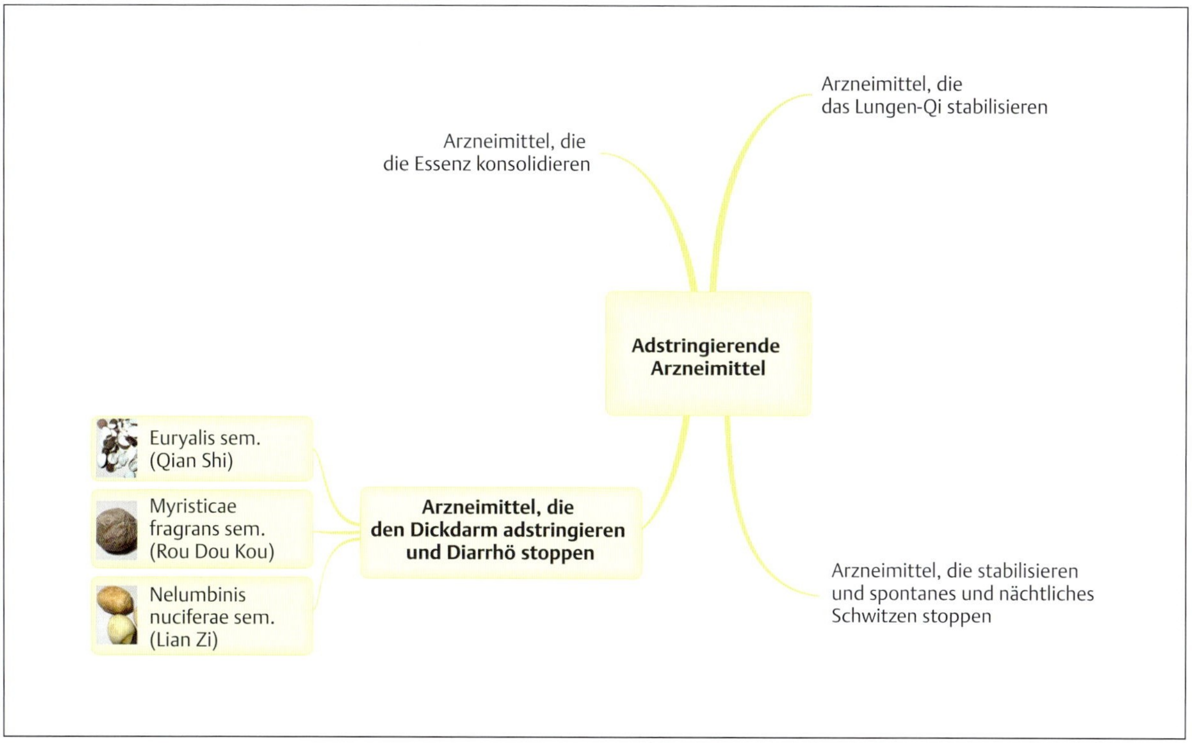

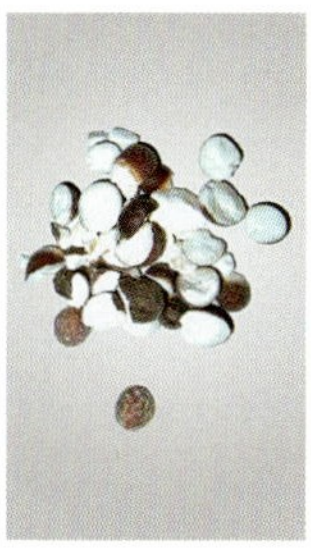

Euryalis sem. (Qian Shi)
Euryalessamen

Geschmack: süß, adstringierend

Temperaturverhalten: neutral

Funktionskreis: Milz, Niere

Wirkrichtung: emporhebend

Wirkung/Indikation:

- stärkt die Milz und lindert Diarrhö
- stärkt die Nieren
- stützt das *Jing* (Essenz)
- eliminiert Feuchtigkeit und lindert Leukorrhö

Dosierung: 9 – 15 g

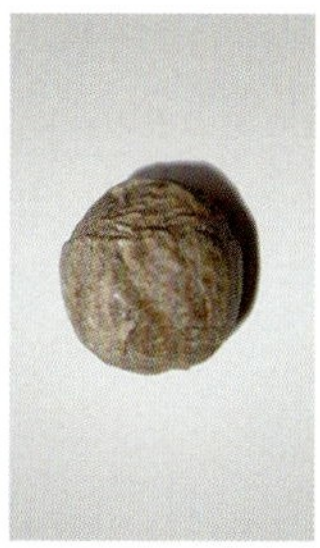

Myristicae fragrans sem.
(Rou Dou Kou)
Muskatnuss

Geschmack: scharf

Temperaturverhalten: warm

Funktionskreis: Milz, Magen, Dickdarm

Wirkrichtung: emporhebend

Wirkung/Indikation:

- adstringiert den Dickdarm und stoppt Diarrhö
- wärmt den Mittleren Erwärmer, bewegt das *Qi* und lindert Schmerzen

Dosierung: 3 – 9 g

Kontraindikation: Diarrhö oder Dysenterie durch Feuchte-Hitze

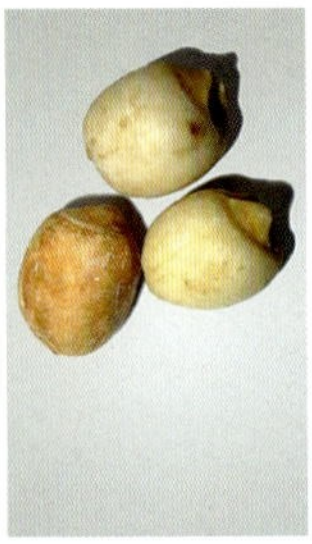

Nelumbinis nuciferae sem. (Lian Zi)
Lotossamen

Geschmack: süß, adstringierend

Temperaturverhalten: neutral

Funktionskreis: Milz, Niere, Herz

Wirkrichtung: emporhebend

Wirkung/Indikation:

- stärkt die Milz und beendet Diarrhö
- stärkt die Nieren, stützt das *Jing* (Essenz) und stoppt Blutungen, Samenverlust und vaginalen Ausfluss
- stärkt das Herz, klärt Herz-Feuer und beruhigt den *Shen* (Geist)

Dosierung: 6 – 15 g

Kontraindikation: Meteorismus und Obstipation

20.4 Arzneimittel, die die Essenz konsolidieren

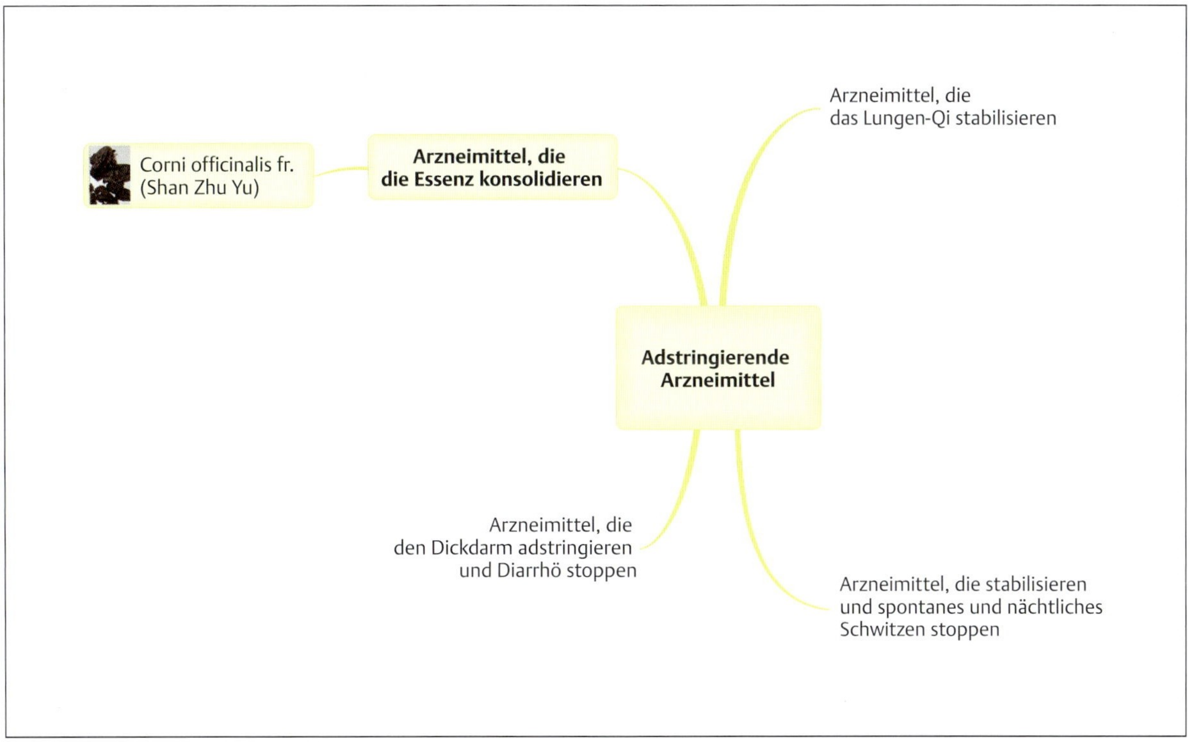

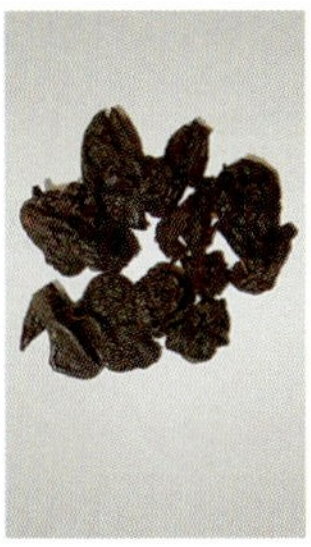

Corni officinalis fr. (Shan Zhu Yu)
Japanische Kornelkirschenfrucht

Geschmack: sauer, adstringierend

Temperaturverhalten: leicht warm

Funktionskreis: Leber, Niere

Wirkrichtung: absenkend

Wirkung/Indikation:

- stärkt Leber und Nieren
- bewahrt das *Jing* (Essenz) und die Körperflüssigkeiten
- stoppt profuses Schwitzen und unterstützt bei *Yang*-Zusammenbruch (Schock)
- stabilisiert die Menstruation und stoppt (Uterus-) Blutungen

Dosierung: 3 – 12 g

Kontraindikation: Dysurie, Hitze und Feuchtigkeit im Körper, Nieren-*Yang*-Mangel oder hyperaktives Leber-*Yang*

21 Anhang

21.1 Arzneimittelbesonderheiten

21.1.1 In der Schwangerschaft kontraindizierte oder mit Vorsicht einzusetzende Arzneimittel

Verboten bzw. mit Vorsicht einzusetzende Arzneimittel sind toxische, extrem stark wirkende oder Blut bewegende oder Stasen aufbrechende bzw. nach unten ausleitende Arzneimittel.

Abb. 21.1 In der Schwangerschaft kontraindizierte Arzneimittel.

Arzneimittel pflanzlichen Ursprungs	Arzneimittel tierischen oder mineralischen Ursprungs
Abuti Li seu Malvae sem. *(Dong Kui Zi)*	**Borneol** *(Bing Pian)*
Aconiti carmichaeli rad. lateralis praeparata *(Fu Zi)*	**Camphora** *(Zhang Nao)*
Aconiti kusnezoffii rad. praeparata *(Cao Wu)*	**Carapax trionycis** *(Bie Jia)*
Achyranthis bidentatae rad. *(Huai Niu Xi)*	**Cinnabaris** *(Zhu Sha)*
Aloe herb. *(Lu Hui)*	**Eupolyphaga** *(Die Bie Chong)*
Arecae sem. *(Bing Lang)*	**Gypsum fibrosum** *(Shi Gao)*
Arisaematis rhiz. *(Tian Nan Xing)*	**Hirudo seu Whitmania** *(Shui Zhi)*
Artemisiae anomalae herb. *(Liu Ji Nu)*	**Mylabris** *(Ban Mao)*
Belamcandae chinensis rhiz. *(Shi Gan)*	**Natrium sulfuricum** *(Mang Xiao)*
Benincasae hispidae sem. *(Dong Gua Ren)*	**Pheretima** *(Di Long)*
Campsitis flos *(Ling Xiao Hua)*	**Scolopendra** *(Wu Gong)*
Carthami tinctorii flos *(Hong Hua)*	**Scorpio/Buthus** *(Quan Xie)*
Cinnamomi cassiae cort. *(Rou Gui)*	**Secretio Moschus** *(She Xiang)*
Clematidis armandii caul. *(Chuan Mu Tong)*	**Squama Mantis** *(Chuan Shan Jia)*
Corydalidis rhiz. *(Yan Hu Suo)*	**Sulfur** *(Liu Huang)*
Crotonis tiglii sem. *(Ba Dou)*	**Tabanus bivitattus** *(Meng Chong)*
Curcumae longae rhiz. *(Jiang Huang)*	**Talcum** *(Hua Shi)*
Curcumae zedoariae rhiz. *(E Zhu)*	**Trogopteri seu Pteromi excrementum** *(Wu Ling Zhi)*
Cyathulae rad. *(Chuan Niu Xi)*	**Plastrum testudinis** *(Gui Ban)*
Dianthi herb. *(Qu Mai)*	**Venenum Bufonis** *(Chan Su)*
Euphorbiae kansui rad. *(Gan Sui)*	
Euphorbiae seu knoxiae rad. *(Da Ji)*	
Equiseti herb. *(Mu Zei)*	
Evodiae rutaecarpae fr. *(Wu Zhu Yu)*	
Genkwa flos *(Yuan Hua)*	
Gleditsiae fr. *(Zao Jiao)*	
Gleditsiae spina *(Zao Jiao Li)*	
Leonob. herri *(Yi Mu Cao)*	
Lepidii sem. *(Ting Li Zi)*	
Linderniae herb. *(Ding Jing Cao)*	

Abb. 21.1 –Fortsetzung–

Arzneimittel pflanzlichen Ursprungs	Arzneimittel tierischen oder mineralischen Ursprungs
Liqidambaris fr. *(Lu Lu Tong)*	
Lycopi herb. *(Ze Lan)*	
Momordicae sem. *(Mu Bie Zi)*	
Myrrha *(Mo Yao)*	
Notoginseng rad. *(San Qi)*	
Olibanum gummi *(Ru Xiang)*	
Persicae sem. *(Tao Ren)*	
Pharbitidis sem. *(Qian Niu Zi)*	
Phytolaccae rad. *(Shang Lu)*	
Plantaginis sem. *(Che Qian Zi)*	
Prunis sem. *(Yu Li Ren)*	
Rhei rad. et rhiz. *(Da Huang)*	
Rosae sinensis flos *(Yue Ji Hua)*	
Salivia miliorrhizae rad. *(Dang Shen)*	
Sappan lignum *(Su Mu)*	
Sennae fol. *(Fan Xie Ye)*	
Sparganii rhiz. *(San Leng)*	
Spatholobi/Milettiae reticulatae caul. et rad. *(Ji Xue Teng)*	
Thyphonii gigantei rhiz. *(Bai Fu Zi)*	
Tribuli terrestris fr. *(Bai Ji Li)*	
Trichosanthis rad. *(Tian Hua Fen)*	
Typhae pollen *(Pu Huang)*	
Vaccariae sem. *(Wang Bu Liu Xing)*	
Veratri rad. et rhiz. *(Li Lu)*	
Verbenae herb. *(Ma Bian Cao)*	

Abb. 21.2 In der Schwangerschaft mit Vorsicht anzuwendende Arzneien.

Arzneimittel pflanzlichen Ursprungs	Arzneimittel tierischen oder mineralischen Ursprungs
Albizziae julibrissin cort. *(He Huan Pi)*	**Bovis calculus** *(Niu Huang)*
Angelicae sinensis rad.*(Dang Gui)*	**Cicadae per.** *(Chan Tui)*
Arecae sem. *(Bing Lang)*	**Haematitum** *(Dai Zhe Shi)*
Cinnamomi cassiae ram. *(Gui Zhi)*	**Hippocampus** *(Hai Ma)*
Citri aurantii fr. *(Zhi Ke)*	**Lumbricus/Pheretima** *(Di Long)*
Citri aurantii immaturus fr. *(Zhi Shi)*	**Rhinoceri cornu** *(Xi Jiao)*
Coicis sem. *(Yi Yi Ren)*	
Curcumae longae rad./tub. *(Yu Jin)*	
Daturae flos *(Yang Yin Hua)*	
Ephedrae herb. *(Ma Huang)*	
Equiseti hiemalis herb. *(Mu Zei)*	
Foeniculi vulgaris fr. *(Xiao Hui Xiang)*	
Ginkgo sem. *(Bai Guo)*	
Glycyrrhizae uralensis rad. *(Gan Cao)*	
Lopatheri herb. *(Dan Zhu Ye)*	
Lycii fr. *(Gou Qi Zi)*	
Magnoliae flos *(Xin Yi Hua)*	
Magnoliae officinalis cort. *(Hou Po)*	
Massa medicinalis fermentata *(Shen Qu)*	
Moutan cort. *(Mu Dan Pi)*	
Pinelliae ternatae rhiz. *(Ban Xia)*	
Piper fr. *(Hu Jiao)*	
Poria cocos scl. *(Fu Ling)*	
Portulacae herb. *(Ma Chi Xian)*	
Polygalae tenuifoliae rad. *(Yuan Zhi)*	
Polygoni multiflori caul. *(Ye Jiao Teng)*	
Psoraleae corylifoliae fr. *(Bu Gu Zhi)*	
Tetrapanacis medulla *(Tong Cao)*	
Trigonella sem. *(Hu Lu Ba)*	
Vaccariae sem. *(Wang Bu Liu Xing)*	
Verbenae herb. *(Ma Bian Cao)*	
Xanthii fr. *(Cang Er Zi)*	
Zanthoxyli pericarp. *(Hua Jiao)*	
Zingiberis officinalis recentis rhiz. *(Gan Jiang)*	
Zizyphi spinosae sem. *(Suan Zao Ren)*	

21.1.2 Giftige Arzneimittel

Abb. 21.3 Giftige Arzneimittel (unbehandelte Rohdrogen).

Stark giftig	Giftig	Mäßig giftig	Leicht giftig	Aristolochiasäure-haltige Pflanzen (kanzerogen-nierentoxisch)
Aconiti carmichaeli rad. lateralis *(Fu Zi)*	**Arisaematis rhiz.** *(Tian Nan Xing)*	**Carpesii fr.** *(He Shi)*	**Belamcandae rhiz.** *(She Gan)*	**Aristolochiae caul.** *(Ma Dou Ling)*
Aconiti carmichaeli rad. praeparata *(Chuan Wu)*	**Chelidonii herb.** *(Bai Qu Cai)*	**Eupolyphagae** *(Tu Bie Chong/ Che Chong)*	**Clematidis chinensis rad.** *(Wei Ling Xian)*	**Aristolochiae debilis fr.** *(Ma Dou Ling)*
Aconiti kusnezoffii rad. praeparata *(Cao Wu)*	**Daturae flos** *(Yang Jin Hua)*	**Hirudo seu Whitmania** *(Shui Zhi)*	**Curculiginis orchioidis rhiz.** *(Xian Mao)*	**Aristolochiae fangchi herb.** *(Xun Gu Feng)*
Arsenicum sublimatum *(Pi Shuang)*	**Dichorae rad.** *(Chang Shen)*	**Meliae cort./rad.** *(Ku Lian Gen Pi)*	**Evodiae fr.** *(Wu Zhu Yu)*	**Aristolochiae fangchi rad.** *(Guang Fang Ji)*
Crotonis/Hyoscyanmi sem. *(Ba Dou)*	**Euphorbiae kansui rad.** *(Gan Sui)*		**Gingko sem.** *(Bai Guo)*	**Aristolochiae rad.** *(Qing Mu Xiang)*
Scopaliae fol. et sem. *(San Fen San)*	**Euphorbiae pekinesis rad.** *(Jing Da Ji)*	**Omphalia** *(Lei Wan)*	**Meliae toosendan fr.** *(Chuan Lian Zi)*	**Asarum sieboldi herb.** *(Xi Xin)*
Strychni sem. *(Ma Qian Zi)*	**Euphorbiae rad.** *(Da Ji)*	**Pruni armeniacae sem.** *(Xing Ren)*	**Pruni armeniacae sem.** *(Xing Ren)*	
Veratri nigri rad. et rhiz. *(Li Lu)*	**Euphorbiae sem.** *(Qian Jin Zi)*	**Punicae pericarp.** *(Shi Liu Pi)*	**Xanthii fr.** *(Cang Er Zi)*	
	Genkwa flos *(Yuan Hua)*	**Scorpio/Buthus** *(Quan Xie)*	**Zanthoxyli fr.** *(Chuan Jiao)*	
	Momordica sem. *(Mu Bie Zi)*	**Tabanus** *(Meng Chong)*		
	Phytolaccae rad. *(Shang Lu)*			
	Pinelliae ternatae rhiz. *(Ban Xia)*			
	Scolopendra *(Wu Gong)*			
	Scorpio/Buthus *(Quan Xie)*			
	Typhonii gigantei rhiz. *(Bai Fu Zi)*			

21.1.3 Geschützte Arten

Tab. 21.1 Liste der geschützten Arten und möglicher Ersatz nach Yifan [9, S. 3].

Geschützte Art	Möglicher Ersatz
Antelopis cornu (Ling Yang Jiao)	Naemorhedis cornu (Shan Yang Jiao)
Aucklandiae Lappae rad. (Guang Mu Xiang)	Vladimiriae rad. (Chuan Mu Xiang), Citri reticulatae viride pericarp. (Qing Pi) oder Amomi fr. (Sha Ren)
Bletillae striatae rhiz. (Bai Ji)	Callicarpae fol. (Zi Zhu Cao)
Cevi cornu (Lu Jiao)	Kombination aus Morindae officinalis rad. (Bai Ji Tian) und Cinnamomi cassiae cort. (Rou Gui)
Cibotii barometz rhiz. (Gou Ji)	Drynariae rhiz. (Gu Sui Bu)
Dendrobii herb. (Shu Hu)	Kombination aus Rehmanniae glutinosae rad. (Sheng Di Huang) und Rehmanniae glutinosa conquitae rad. (Shu Di Huang)
Gastrodiae elatae rhiz. (Tian Ma)	Kombination aus Uncaris cum uncis ram. (Gou Teng), Viticis fr. (Man Jing Zi), Chrysanthemi flos (Ju Hua), Tribuli fr. (Bai Ji Li) beruhigt die Leber und beseitigt Leber-Wind; obige Arznei kombiniert mit Polygalae tenuifoliae rad. (Yuan Zhi). und Acori Graminei rhiz. (Shi Chang Pu) beseitigt Wind-Schleim
Magnoliae officinalis cort. (Hou Po)	Kombination aus Citri Aurantii immaturus fr. (Zhi Shi) und Citri Aurantii fr. (Zhi Ke)
Moschus secretio (She Xiang) und Bovis calculus (Niu Huang)	Synthetisches *She Xiang* und *Niu Huang*
Plastrum Testudinis (Gui Ban)	Kombination aus Rehmanniae glutinosae conquitae rad. (Shu Di Huang) und Corni officinalis fr. (Shan Zhu Yu)
Rhinoceri cornu (Xi Jiao)	Bubali cornu (Shui Niu Jiao)
Tigris os (Hu Gu)	Homalomenae occultae rhiz. (Qian Nian Jian) sowie Katzen-, Schweine- oder Rinderknochen

21.1.4 Nahrungsmittelverbote

Folgende Nahrungsmittel dürfen nicht mit den angegebenen Arzneimitteln kombiniert werden:

Tab. 21.2

Nahrungsmittel	Nicht kombinieren mit
Schweinefleisch	Coptidis rhiz. (Huang Lian)
	Glycyrrhizae uralensis rad. (Gan Cao)
	Platycodi rad. (Jie Geng)
	Pruni mume fr. (Wu Mei)
Zwiebeln und Knoblauch	Polygoni multiflori rad. (He Shou Wu)
	Rehmanniae rad. praeparata (Shu di Huang)
	Rehmanniae viride rad. (Sheng Di Huang)
Essig	Poriae cocos scl. (Fu Ling)
	Salviae militorrhizae rad. (Dan Shen)

21.1.5 Verbotene Arzneimittelkombinationen

Listen der verbotenen Arzneimittelkombinationen.

Tab. 21.3

Arzneimittel	Ist inkompatibel mit
Glycyrrhizae uralensis rad.	Daphnes genkwae flos (Yuan Hua)
	Euphorbiae kansui rad. (Gan Gui)
	Euphorbiae seu knoxiae rad. (Da Ji)
	Sargassi herb. (Hai Zao)

Tab. 21.4

Arzneimittel	Ist inkompatibel mit
Aconiti laterialis praeparate rad. (Fu Zi und Wu Tou)	Ampelopsis rad. (Bai Lian)
	Bletillae striatae rhiz. (Bai Ji)
	Fritillariae cirrhosae bulb. (Bei Mu)
	Pinelliae ternatae rhiz. (Ban Xia)
	Trichosanthis fr. (Gua Lou)

Tab. 21.5

Arzneimittel	Ist inkompatibel mit
Veratri rad. et rhiz. (Li Lu)	Adenophorae seu Glehniae rad. (Sha Shen)
	Asari herb. cum radice (Xi Xin)
	Ginseng rad. (Ren Shen)
	Moutan cort./rad. (Mu Dan Pi)
	Paeoniae alba rad. (Bai Shao)
	Paeoniae rubrae rad. (Chi Shao Yao)
	Salviae miltiorrhizae rad. (Dan Shen)
	Scrophulariae ninpoensis rad. (Xuan Shen)
	Sophorae flavescentis rad. (Ku Shen)

Folgende Verbindungen heben sich auf oder neutralisieren sich gegenseitig. Sie sind daher traditionell verboten:

Tab. 21.6

Arzneimittel	Nicht kombinieren mit
Aconiti kusnezoffii rad. (Cao Wu) und Aconiti rad. (Chuan Wu) praeparata	Rhiniceri cornu (Xi Jiao)
Caryophylli flos (Ding Xiang)	Curcumae tub. (Yu Jin)
Cinnamomi cassiae cort. (Rou Gui)	Halloysitum rubrum (Chi Shi Zhi)
Euphorbiae fischerianae rad. (Lang Du)	Lithargyrum (Mi Tuo Seng)
Ginseng rad. (Ren Shen)	Trogopterori seu Pteromi excrementum (Wu Ling Zhi)
Hydrargyrum (Shui Yin)	Arsenicum (Pi Shuang)
Nitrum (Ya Xiao)	Sparganii rhiz. (San Leng)
Sulphur (Liu Huang)	Mirabilitum (Natrum sulfuricum) (Mang Xiao)
Tiglii sem./Crotonis fr. (Ba Dou)	Pharbitidis sem. (Qian Niu Zi)

21.2 Adressen für Ausbildungen und Bezugsmöglichkeiten (Auswahl)

21.2.1 Ausbildung

Arbeitsgemeinschaft für Klassische Akupunktur und Traditionelle Chinesische Medizin e. V. (www.agtcm.de)

SMS – Internationale Gesellschaft für Chinesische Medizin (www.tcm.edu)

Deutsche Wissenschaftliche Gesellschaft für Traditionelle Chinesische Medizin e. V. (www.dwgtcm.de)

TCM-Klinik Kötzing (www.tcm-klinik-koetzting.de)

Fachbereich Chinesische Medizin der Universität Witten Herdecke (www.wga.dmz.uni-wh.de/cm/html/default/home)

EIOM GmbH Aus- und Weiterbildungszentrum München (www.eiom.de)

Pharmakologiezentrum Hamburg, Barbara Kirschbaum, Grindelberg 77, 20144 Hamburg, Tel.: 040/49 18 007, Fax: 040/49 18 006

21.2.2 Informationen zu chinesischen Arzneimitteln

Arbeitsgemeinschaft der TCM-Apotheken in Deutschland. Hier finden sich Adressen über Apotheken, die TCM-Arzneimittel herstellen und führen (www.tcm-apo.de).

Ausführliche Informationen (englisch) über die chinesische Arzneimitteltherapie (www.itmonline.de)

Ausführliche Informationen (englisch) über klinische Erfahrungen mit der chinesischen Arzneimitteltherapie (www.bluepoppy.com).

21.2.3 Anbieter von chinesischen Arzneimitteln geprüfter Qualität

www.phytocomm.de
www.sinophyto.de
www.caelo.de
www.lian-chinaherb.ch
www.pharmachin.de
www.chine-medica.de
www.complemedis. ch
www.homeofar.de
www.herbanatura.com
www.biospharm.de

21.3 Abkürzungsverzeichnis

Abkürzung	lateinischer Begriff	deutscher Begriff
bulb.	Bulbus	Wurzelknolle (Zwiebel)
cac.	Cacumen	Spitze
caul.	Caulis	Stängel
concha	Concha	(Muschel-) Schale
cornu	Cornu	Horn/Geweih
cort.	Cortex	Rinde
cort./rad.	Cortex radicis	Wurzelrinde
flos	Flos/Flores	Blüten
fol.	Folium	Blatt
fr.	Fructus	Frucht
herb.	Herba	Kraut
os	Os	Knochen
pericarp.	Pericarpium	äußere Hülle, Schale
per.	Periostracum	Hülle, Panzer
rad.	Radix	Wurzel
ram.	Ramulus	Ästchen
rhiz.	Rhizoma	Wurzelstock
scl.	Sclerotium	Pilzsporen
sem.	Semen	Samen (Kern, Frucht)
sp.	Spica	Rispe (Blütenstaude)
tub.	Tuber	(Wurzel-) Knolle

21.4 Abbildungsnachweis

Die Abbildungen der chinesischen Arzneimittel stammen aus Suwanda S, Tian L: Chinesische Arzneimittellehre. Ein Praxishandbuch mit Rezepturen und Atlasteil. Stuttgart: Hippokrates; 2005.

Die folgenden chinesischen Arzneimittel stellte PharmaChin GmbH, Kurfürstenstr. 15/16, 10785 Berlin (www.pharmachin.de) zur Verfügung:

- Amomi rotundi/cardamomi fr. *(Bai Dou Kou)*
- Arillus Longan *(Long Yan Rou)*
- Cynanchi baiqian/stauntonii rad. et rhiz. *(Bai Qian)*
- Ganoderma lucidum *(Ling Zhi)*
- Ligustici chuanxiong rad. *(Chuan Xiong)*
- Magnetitum *(Ci Shi)*
- Milettiae reticulatae caul. *(Ji Xue Teng)*
- Pseudostellariae rad. *(Tai Zi Shen)*
- Stellariae rad. *(Yin Chai Hu)*
- Sterculiae scafigerae sem. *(Pang Da He)*
- Taxilii herb./Loranthii seu visci ram. *(Sang Ji Sheng)*
- Trachelospermi caul. *(Luo Shi Teng)*

21.5 Literatur

21.5.1 Arzneimittellehren (Auswahl)

[1] Bensky D, Barolet R: Chinesische Arzneimittelrezepte und Behandlungsstrategien. Kötzting: VGM; 1996.
[2] Chen JK, Chen T: Chinese Medical Herbology and Pharmacology. City of Industry: Art of Medicine Press; 2004.
[3] Focks C, Hillenbrand N: Leitfaden Chinesische Medizin. 5. Aufl. München: Urban und Fischer; 2006.
[4] Hempen CH, Fischer T, Fischer S: Leitfaden Chinesische Phytotherapie. 2. Aufl. München: Urban und Fischer; 2007.
[5] Junying G: Praxis der Chinesischen Arzneimitteltherapie: Materia medica der Chinesischen Arzneimitteltherapie. Kötzting: VGM; 1993.
[6] Stöger EA: Arzneibuch der chinesischen Medizin. Monographien des Arzneibuches der Volksrepublik China; 2000 und 2005.
[7] Suwanda S, Li T: Chinesische Arzneimitteltherapie. Ein Praxishandbuch mit Rezepturen und Atlasteil. 1. Aufl. Stuttgart: Hippokrates; 2005.
[8] Yang Y: Chinesische Kräuter in Frage und Antwort. München: Urban und Fischer; 2006.
[9] Yifan Y: Chinesische Kräuter in Frage und Antwort: Unterschiede erkennen – Arzneimittel richtig auswählen. München: Urban und Fischer; 2006.

21.5.2 Rezepturenlehren (Auswahl)

[1] Flaws B: Wie man eine Chinesische Arzneimittelrezeptur erstellt. Kötzting: VGM; 1996.
[2] Flaws B: 70 grundlegende Rezepte der Chinesischen Arzneimitteltherapie. Kötzting: VGM; 1997.
[3] Li-Dong Yuan: Abhandlung über Milz und Magen. Klassiker der Chinesischen Medizin. Band 3. Kötzting: VGM; 2003.
[4] Maciocia G: Die Praxis der Chinesischen Medizin. Kötzting: VGM; 1997.
[5] Zhong-Jing Zhang: Shanghan Lun. Klassiker der Chinesischen Medizin. Band 1. Kötzting: VGM; 1997.

21.6 Alphabetisches Verzeichnis der Arzneimittel nach pharmazeutischer Bezeichnung

A

B

C

D

E

F

G

H

I

J

K

L

M

N

O

P

21.7 Alphabetisches Verzeichnis der Arzneimittel nach Pinyin

J

K

L

M

N

P

Q

R

S